La familia saludable

Otros Libros de
Ediciones Prevención

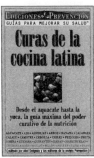

Curas de la cocina latina

Desde el aguacate hasta la yuca, la guía máxima del poder curativo de la nutrición

Explica cómo aprovechar los poderes curativos de nuestras comidas típicas como ajo, chile, plátano y yuca. *$12.95*

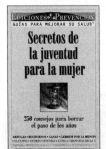

Secretos de la juventud para la mujer

250 consejos para borrar el paso de los años

Aprenda a vencer 10 problemas comunes del envejecimiento (entre ellos arrugas, estrías, manchas de la edad y venas varicosas) y emplee 17 estrategias para renovarse en cuerpo y alma. *$12.95*

Tips de belleza naturales

300 efectivas y sencillas maneras de lucir sensacional de pies a cabeza

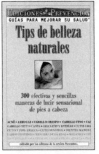

Expertas en medicina natural le enseñan a usar las hierbas, las vitaminas, y otros recursos naturales para vencer 31 problemas estéticos comunes. *$12.95*

Curas para el colesterol alto

40 maneras de cuidar su corazón y prevenir enfermedades

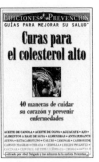

Reduzca sus niveles de colesterol naturalmente usando una ensaladita de opciones sencillas, como alimentos, bebidas sabrosas, minerales y el ejercicio más fácil del mundo. *$12.95*

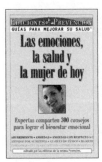

Las emociones, la salud y la mujer de hoy

Expertas comparten 300 consejos para lograr el bienestar emocional

Estrategias de psicólogas, psiquiatras, terapeutas y hasta de herbolarias que cualquier mujer puede emplear de inmediato para solucionar 35 problemas emocionales. *$12.95*

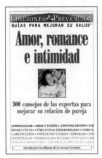

Amor, romance e intimidad

300 consejos de las expertas para mejorar su relación de pareja

Basado en las mejores sugerencias de docenas de doctoras, terapeutas sexuales y psiquiatras, esta guía ofrece información práctica sobre las relaciones y la sexualidad. *$12.95*

Búsquelos en K-Mart, Target o en su librería favorita. Si no los encuentra llámenos al (800) 424-5152 y con mucho gusto le enviaremos el libro que quiera por correo.

La familia saludable

300 consejos para las mamás que cuidan la salud familiar

RODALE

editado por Abel Delgado y los editores de la revista *Prevention*

Aviso

Este libro sólo debe utilizarse como volumen de referencia y no como manual de medicina. La información que se ofrece en el mismo tiene el objetivo de ayudarle a tomar decisiones bien fundamentadas con respecto a su salud. No pretende sustituir ningún tratamiento que su médico le haya indicado. Si sospecha que tiene algún problema de salud, le exhortamos a buscar la ayuda de un médico competente.

© 2000 por Rodale Inc.

Fotografía de la portada © por Rodale Images

Editor en jefe de Ediciones Prevención: Abel Delgado
Traducción al español: Claudia Reynaud Cesario
Diseñadora de la tapa e interior: Tanja Lipinski-Cole
Tipografía: Linda J. Smith
Corrección de estilo: Angelika Scherp
Creación del índice de términos: Francine Cronshaw

Ediciones Prevención, Guías para mejorar su salud y *Prevention* son marcas registradas de Rodale Inc.

Impreso en los Estados Unidos de América en papel reciclado Ⓒ y libre de ácidos ∞

Library of Congress Cataloging-in-Publication Data

La familia saludable : 300 consejos para las mamás que cuidan la salud familiar / editado por Abel Delgado y los editores de la revista Prevention.
    p.   cm.
Includes index.
   ISBN 1–57954–205–0   rústica
   1. Family—Health and hygiene—Popular works.   I. Delgado, Abel.
II. Prevention Health Books.
RA418.5.F3 F346   2000
613—dc21   00–037263

Distribuido en las librerías por St. Martin's Press

2 4 6 8 10 9 7 5 3 1   rústica

NUESTRO OBJETIVO

*Nosotros queremos demostrar que toda persona puede usar
el poder de su cuerpo y de su mente para mejorar su vida.
El mensaje en cada página de nuestros libros y revistas es:
¡Usted sí puede mejorar su vida!*

RODALE

Los asesores médicos
de Ediciones Prevención

El doctor Héctor Balcázar, Ph.D.
Profesor adjunto de Nutrición Comunitaria y Salud Pública en el Departamento de Recursos Familiares y Desarrollo Humano así como catedrático adjunto en el Centro Hispano de Investigación, ambos ubicados en la Universidad Estatal de Arizona en Tempe, Arizona.

La doctora Hannia Campos, Ph.D.
Profesora auxiliar de Nutrición en la Escuela de Salud Pública de la Universidad Harvard en Boston, Massachusetts. También es miembro del comité planificador de la Pirámide Dietética Latinoamericana y profesora adjunta visitante del Instituto de Investigación de la Salud en la Universidad de Costa Rica en Costa Rica.

El doctor en medicina Elmer Emilio Huerta
Director del Centro de Evaluación del Riesgo y Detección del Cáncer (Cancer Risk Assessment and Screening Center) del Instituto de Cáncer de la ciudad de Washington, D.C. El Dr. Huerta también es el presentador del programa de radio *Cuidando Su Salud*, el cual se trasmite internacionalmente y tiene más de 10 millones de oyentes.

La doctora en medicina Jacqueline Salas
Profesora auxiliar de Medicina en la Facultad de Medicina Albert Einstein en Nueva York. También es médico adscrito auxiliar de la sección de diabetes de la División de Endocrinología y Metabolismo del Centro Médico Mount Sinai en la ciudad de Nueva York.

ÍNDICE

PRIMERA PARTE

**Estrategias preventivas
para toda la familia**

Capítulo Uno

LAS BARRERAS A LA BUENA SALUD

por el Dr. Héctor Balcázar, profesor de Nutrición Comunitaria y Salud Pública en la Universidad Estatal de Arizona

¿Recuerda cómo su abuelita le daba té de manzanilla para el dolor de estómago? ¿O cuando le decía que tomara leche para tener los huesos fuertes? ¿Se acuerda también de cómo su mamá la cuidó durante su primer embarazo? ¿De niña acaso alguna vez se preguntó por qué hacían todo eso? Lo más probable es que no. Era algo que usted daba por sentado. Aunque nadie lo haya establecido como ley, todos sabemos casi por instinto que nuestras mamás y abuelitas son las que cuidan la salud de la familia. Y ahora que usted tiene su propio hogar hace lo mismo que ellas: sana heridas, saca astillas de los dedos, les aconseja a su marido e hijos que usen bufandas en el invierno, etcétera. Cuidar la salud de la familia es algo que a través de la historia les ha tocado a todas las madres. Por eso Ediciones Prevención y yo dirigimos los consejos de este libro particularmente a la mujer, a la que se encargará de cuidar no sólo su propia salud sino también la de sus hijos, esposo y parientes. Nuestra meta ha sido brindar a toda mujer las mejores medidas de prevención para su familia.

Las mujeres latinas manejan remedios naturales indígenas, españoles y africanos, por lo que su papel de cuidadora es aún más marcado que el de muchas mujeres pertenecientes a otras culturas. Debido a esto se puede afirmar sin lugar a dudas que la salud de los 26 millones de latinos en este país (sin mencionar la de millones de personas en Latinoamérica) está en manos de mujeres muy especiales, entre ellas las suyas. No obstante, como seguramente usted ya lo sabe muy bien, cuidar la salud de una familia no es nada fácil, y menos en el caso de los latinos. ¿Por qué lo digo? Por lo siguiente:

• Se calcula que más del 30 por ciento de los latinos menores de 65 años no tienen seguro médico.

• Más del 50 por ciento de los latinos no utilizan los servicios de salud con regularidad.

• Un 30 por ciento de los niños latinos no cuentan con seguro médico.

• Un 40 por ciento de los latinos y un 52 por ciento de las latinas sufren de obesidad.

• 1.3 millones de latinos tienen diabetes; además, somos dos veces más propensos que los no latinos a sufrir complicaciones por esta enfermedad, como ceguera y amputación de los miembros.

• Las latinas son dos veces más propensas a sufrir cáncer del cuello del útero (cérvix) que las norteamericanas. Además, su tasa de mortalidad a causa de esta enfermedad es significativamente mayor que la de estas.

Estas tristes estadísticas se deben a varios factores culturales, económicos e institucionales que afectan a nuestra comunidad. Uno de estos factores es la falta de información sobre la salud, especialmente cuando se trata de la prevención de las enfermedades. A pesar de que diversas organizaciones y editoriales han publicado libros o folletitos en español sobre varias enfermedades, debido a problemas de distribución a veces no es fácil conseguirlos, especialmente si se vive en una zona donde no hay muchos hispanos. Además, es difícil saber si es confiable o no la información proporcionada por un libro, una revista o un periódico, que también ofrecen artículos sobre temas de salud de vez en cuando. La información disponible en varios sitios de la Internet, por su parte, presenta el problema de que la gran mayoría de los latinos no tienen acceso a computadoras y por lo tanto tampoco a la Internet.

En vista de que el problema de la falta de información confiable no está resuelto para nada, los editores de la revista *Prevention* decidieron redactar este libro. Se dieron cuenta de que el público hispano necesita esta información. Por lo tanto, durante dos años entrevistaron a médicos, psicólogos, nutriólogos y otros profesionales de la salud en todo el país con el fin de sacarles sus mejores consejos para eludir los males comunes que afectan a mujeres, hombres, niños y personas mayores.

Por otra parte, las estadísticas que di anteriormente no se deben sólo a la falta de información sino también a otros factores, o más bien barreras. Como profesor de Salud Pública en la Universidad de Arizona en Tempe he investigado a fondo estas barreras contra la buena salud que los latinos enfrentan diariamente. También he observado que muchos latinos desconocen las medidas convencionales que permiten prevenir algunas enfermedades, como vacunas o pruebas que literalmente son "salvavidas". Por eso acepté con mucho gusto la oportunidad que Ediciones Prevención me dio de escribir sobre esos temas en este capítulo y en el siguiente. A continuación voy a hablar de las cuatro barreras principales que afectan la salud de los latinos y de la forma en que usted puede romperlas. Luego le daré algunas estrategias fundamentales de prevención para sus hijos, su esposo, sus parientes mayores y usted misma. Al juntar estas estrategias con los consejos ofrecidos en el resto del libro para varias enfermedades específicas, contará con un programa completo para cuidar a todos en casa. Pues sin más: ¡a romper barreras!

Barrera número 1:
Falta de seguro médico y problemas financieros

A doña Amelia se le ha hecho muy difícil controlar el asma de su hija Isabel porque no tiene dinero para pagar los medicamentos que ella necesita. También se le ha dificultado pagar las consultas médicas. Debido a la falta de asistencia médica y de medicamentos, un día Isabel sufrió un ataque asmático y doña Amelia tuvo que llevarla a la sala de urgencias del hospital. ¿Qué se debe hacer en un caso como este, cuando no se tiene seguro médico y no hay dinero para pagar los servicios médicos?

• Hable con trabajadoras sociales o personas en su comunidad que puedan determinar si usted y su familia tienen derecho a recibir el seguro médico del gobierno, como el *Medicare* o el *Medicaid*. Muchos hospitales y clínicas tienen trabajadores sociales que pueden ayudarle y algunos hasta hablan español.

• Si tiene derecho a este tipo de seguro, pídale a un familiar, vecino o amigo que le ayude a llenar la solicitud. También puede solicitar ayuda en los centros comunitarios o en las asociaciones comunitarias que proporcionan diversos servicios (legales, de salud, etcétera) a la comunidad latina.

• Muchos latinos tienen miedo a pedir la asistencia de las instituciones de salud pública porque piensan que esto afectará su condición de residencia legal o que se les negará su solicitud de ciudadanía. Nuevas leyes han aclarado que los inmigrantes pueden usar la mayoría de los servicios públicos de salud sin que esto afecte su trámite de naturalización ni pierdan el permiso de residencia (*green card*).

• Asista a todas las ferias de salud que sin costo alguno ofrecen servicios de salud a la comunidad.

• Pregúnteles a sus vecinos y amigos si conocen a doctores latinos o centros comunitarios que ofrezcan servicios de salud a bajo costo.

• Revise las listas de servicios de salud gratuitos ofrecidos en su comunidad por instituciones privadas, centros comunitarios y servicios de asistencia social.

• Llame a emisoras hispanas y pregunte por servicios de salud gratuitos o de bajo costo para su familia.

• Si algún miembro de su familia enfrenta una situación de emergencia, acuda a los servicios de urgencias del hospital. Asegúrese de que algún familiar, amigo o vecino la acompañe y le ayude en el hospital.

Barrera número 2: Falta de transporte

Ramón Alarcón y su familia no tienen carro y les resulta difícil acudir al centro de salud para obtener servicios. En su comunidad no existe ningún hospital o clínica comunitaria. El servicio de taxis es muy caro y no hay un buen sistema de transporte público. Estas condiciones presentan un problema grave para la familia Alarcón cuando alguno de ellos se enferma. ¿Qué puede hacer si su situación se parece a la de la familia Alarcón?

• Solicite la ayuda de sus familiares si viven cerca de usted. Hable con sus vecinos y amigos para que en situaciones de emergencia puedan ofrecerle transporte al centro de salud más cercano.

• Hable a los centros de salud o comunitarios más cercanos a su casa y solicite ayuda con el transporte. Pida hablar con la trabajadora social, la "promotora" de salud comunitaria o el departamento de servicios de promoción de salud pública (*community health outreach*) correspondiente a la región donde vive.

• En situaciones de emergencia, solicite ayuda de una iglesia cercana para que le solucione el problema del transporte.

• Averigüe si el hospital o centro de salud más cercano a su casa ofrece algún servicio de transporte.

• Comuníquese con organizaciones comunitarias latinas para que la orienten con respecto a su problema de transporte y le indiquen adónde puede acudir para obtener servicios de salud.

Barrera número 3:
Falta de servicios de salud competentes para latinos

A doña Lupita le dolía mucho la cabeza y su hija Rosita la llevó al hospital. Estuvieron esperando casi dos horas sin que nadie las atendiera, a pesar de que doña Lupita se sentía muy mal. Rosita intentó comunicarse con el personal del hospital, pero como no habla bien el inglés, nadie le hizo caso. Después de dos horas un médico atendió a doña Lupita por sólo un par de minutos; le dio una medicina y la mandó a su casa sin haberla examinado. El dolor no se le quitó hasta el día siguiente. Este problema refleja barreras institucionales y del personal de salud, el cual no está capacitado para ofrecer servicios de salud competentes a los latinos. Se presenta no sólo cuando los latinos reciben servicios de urgencia sino también en consultas médicas comunes. ¿Qué se puede hacer en estos casos?

• Pídale a un familiar, amigo o vecino que hable inglés que acompañe al paciente al hospital o a la consulta.

• Cuando esté en el hospital, pida que llamen al trabajador social (*social worker*) o a una persona que trabaje en la promoción de la salud pública (en inglés esto se llama un *community outreach worker*). Muchas de estas personas hablan español o pueden encontrarle un intérprete. Además, muchos hospitales tienen personal bilingüe que puede ayudarle.

• No se deje intimidar por el hospital o el personal del hospital o centro de salud, lo cual incluye a los recepcionistas. Si usted o su ser querido lleva mucho tiempo (más de una hora) esperando sin ser atendidos, exija atención médica de inmediato.

• Consulte a amigos y a personas enteradas de cuestiones de salud acerca del procedimiento que los doctores deben seguir al revisar a los pacientes por determinada causa. De esta forma, la familia del paciente puede hablar con el doctor o la enfermera sobre el mejor tratamiento y su duración, los medicamentos y las pruebas que harán falta, las diferentes opciones que existen para pagar, etcétera. Aunque tenga seguro médico, el paciente latino debe saber hacer preguntas acerca de su condición al doctor o a la enfermera. No hay que quedarse callado y salir del hospital o de la consulta médica con muchas dudas. Todas las dudas deben aclararse. El paciente tiene el derecho de saber todo lo que pueda acerca de su condición. (Para más información sobre la salud en español, consulte la lista de recursos en la página 173).

Barrera número 4: Inmigrantes ilegales

Hace un año, Edgar llegó ilegalmente de Nicaragua con su familia y consiguió trabajo de jardinero. Ahora su esposa Marilú está embarazada de su primer hijo y no ha recibido atenciones prenatales por falta de seguro médico. Como no es ciudadana de los Estados Unidos, no tiene derecho a los servicios de cuidado prenatal ofrecidos por el estado donde vive. Debido a las reformas recientes a las leyes de inmigración, muchos estados ya no ofrecen los servicios que antes daban a las personas indocumentadas. Edgar tendrá que pagar el parto. Está ahorrando para cubrir todos los gastos de los servicios de salud que Marilú necesita. Si se presentan complicaciones durante el embarazo, los gastos médicos de la pareja subirán aún más. ¿Qué se puede hacer en esta situación?

• Si no tiene seguro médico, pida ayuda a los centros sociales y de salud comunitaria; en muchos casos podrán ayudarle a obtener servicios de salud gratuitos.

• Cada estado tiene la posibilidad de ofrecer programas de salud a personas indocumentadas. Hable con otros amigos indocumentados para averiguar más acerca de los programas de salud disponibles en el estado donde vive.

• Vea las recomendaciones para romper la Barrera número 1, ya que muchas de ellas también se aplican a los indocumentados.

Capítulo Dos

EL PODER DE LA PREVENCIÓN

**por el Dr. Héctor Balcázar, profesor de
Nutrición Communitaria y Salud Pública en la
Universidad Estatal de Arizona**

Romper barreras es excelente como primer paso, pero por sí solo no asegurará la buena salud de su familia. Hace falta aplicar estrategias específicas para cada miembro de la misma, ya que las necesidades de salud de los hombres son distintas de las de los niños, las de los niños son distintas de las suyas y las suyas, distintas de las de su abuelita. Pero no se asuste. No hay que graduarse con un título en Medicina para desarrollar y emplear estas estrategias. A continuación le explicaré los aspectos fundamentales de la prevención de enfermedades para todos los integrantes de su hogar.

Medidas preventivas para niños

Muchos niños latinos no reciben sus vacunas porque sus familias no tienen seguro médico y nadie los lleva con el doctor para chequeos regulares. Otro problema grave de los niños latinos es la falta de cuidado dental. Las siguientes medidas la ayudarán a criar niños sanos.

• Durante los primeros años de vida de los niños, las enfermedades se previenen a través de las vacunas. Vacune a sus hijos y así podrá prevenir que se enfermen gravemente. Si no cuenta con seguro médico, muchos centros de salud comunitarios vacunarán a sus hijos sin costo.

• La tarjeta de vacunación de su hijo es importante y debe cuidarla para saber qué vacunas le tocan durante los primeros años de su vida. He aquí las vacunas que un niño necesita desde su nacimiento. Acuérdese de siempre consultar al personal de salud sobre lo que estas vacunas significan y cuándo y cómo deben administrarse.

- **Entre el nacimiento y los 2 meses de edad:** Hepatitis B
- **De 1 a 4 meses:** Hepatitis B
- **A los 2 meses:** DTaP (difteria, tétanos, pertusis), Hib (Haemophilus tipo b), Polio
- **A los 4 meses:** DTaP, Hib, Polio
- **Entre los 6 y los 18 meses:** DTaP, Hib, Hepatitis B
- **Entre los 12 y los 15 meses:** MMR (siglas en inglés de esta vacuna contra tres enfermedades: *measles*/sarampión, *mumps*/paperas y *rubella*/rubéola), Hib o Polio, viruela (*chickenpox*)
- **Entre los 12 y los 18 meses:** DTaP

• Se recomienda darle pecho al bebé durante sus primeros 4 a 6 meses de vida para prevenir enfermedades y para que goce de buena salud en general.

• En caso de que su bebé se enferme y usted no tenga seguro médico, llévelo a la sala de urgencias de un hospital para que lo revisen. Cuando un bebé tiene fiebre y diarrea es posible que le haya dado una infección, y en estas circunstancias es importante que el médico lo examine.

• Para los niños en edad escolar, las clínicas de salud escolares pueden ser una buena fuente de apoyo en cuestiones de salud. Si bien muchas clínicas de salud escolares no aplican programas preventivos, algunas ofrecen servicios dentales, servicios de vacunación y otros servicios de salud gratuitos.

• Las ferias de salud de su comunidad también proporcionan servicios dentales a niños que sufren de caries. Hay que estar pendiente de otros servicios gratuitos de salud dental en su comunidad.

Medidas preventivas para jóvenes

Entre los adolescentes latinos existe un grupo vulnerable que consume drogas, fuma cigarrillos, bebe alcohol, inicia relaciones sexuales a temprana edad y está expuesto a padecer enfermedades de trasmisión sexual como el SIDA, la gonorrea, la sífilis y muchas más. Muchas jóvenes latinas se embarazan durante la adolescencia y dejan de asistir a la escuela. Debemos proteger a los adolescentes que corran el riesgo de sufrir estos problemas de salud.

• Desafortunadamente no existen muchos programas y servicios de salud de tipo preventivo dedicados a nuestros jóvenes latinos ni a los jóvenes en general. La consulta médica es una forma de prevención, pero para quienes no tienen seguro médico el acceso a consultas, servicios de salud y programas para adolescentes resulta más difícil.

• La mayoría de los programas de prevención para adolescentes se aplican en las escuelas. Incluyen asuntos como los siguientes: la prevención contra el consumo de drogas; programas sobre el abuso del alcohol y los cigarrillos, sus consecuencias y las acciones preventivas que se pueden tomar; los riesgos de las enfermedades trasmitidas por vía sexual, como el SIDA, y las formas de combatir estos riesgos; la prevención del embarazo en las adolescentes, etcétera.

• El apoyo familiar es muy importante para un adolescente latino. Hay que escucharlos, no criticarlos. Debemos trabajar juntos para resolver sus problemas.

Medidas preventivas para mujeres

Algunas enfermedades infecciosas, como el SIDA, la hepatitis B y la tuberculosis, son problemas importantes para las mujeres y particularmente para las latinas. Otros problemas frecuentes son la falta de atención prenatal, el cáncer de cuello del útero (cérvix) y de mama, afecciones crónicas como la diabetes y las enfermedades cardiovasculares. ¿Cómo podemos prevenir estos males? A continuación le daré algunos consejos.

• El cuidado prenatal es importante para detectar problemas durante el embarazo. La mayoría de los seguros médicos cubren esta atención. Si usted no tiene seguro médico, comuníquese con el centro de salud comunitario más cercano para que le indiquen qué servicios de salud prenatal gratuitos están disponibles para usted.

• Para protegerse contra el cáncer de cuello del útero es importante que se haga el Papanicolau (*pap smear*) cada año. Se trata de un examen cérvico-uterino que determina si hay síntomas de cáncer en el cuello del útero.

• Otro examen importante es la mamografía. Este examen puede empezar a hacerse entre los 30 y los 40 años de edad, según el nivel de riesgo que se corra de acuerdo con el historial familiar y otros factores. Si usted no cuenta con seguro médico, consulte a personas de su comunidad para ver si alguna feria de salud u otro tipo de programa ofrece este examen de forma gratuita.

• Para recibir información y materiales que le ayuden a prevenir las enfermedades cardiovasculares y la diabetes, el programa Salud para su Corazón puede ayudarla muchísimo. Si tiene acceso a la Internet, vaya a la siguiente dirección: http://www.nhlbi.nih.gov/health/prof/heart/latino/lat_pat.htm. Allí encontrará varias publicaciones en español de este programa. Sólo tiene que hacer clic en la publicación que desea y podrá leerla. Hasta la fecha de publicación de este libro había tres opciones de información en español en ese sitio. "Bilingual Booklets on Cardiovascular Risk Factors" brinda folletitos en español e inglés sobre los factores de riesgo cardiovasculares. "Delicious Heart-Healthy Latino Recipes" ofrece recetas latinas saludables. "Photonovella y CDC Prevention Workbook" es una novelita con fotos —escrita en español— sobre la prevención de enfermedades. (Para más información en español sobre la salud, consulte la lista de recursos en la página 173).

Medidas preventivas para hombres

Los hombres latinos también sufren problemas cardiovasculares, diabetes, ciertos tipos de cáncer, SIDA y obesidad. Deben emplear las siguientes medidas preventivas:

• Una de las pruebas más importantes para diagnosticar cáncer en los hombres mayores de 40 años es el examen de la próstata. Este examen se realiza comúnmente en las visitas rutinarias al médico. Sin embargo, la falta de seguro médico es un problema que afecta a muchos latinos y limita sus oportunidades de hacerse el examen. En este caso debe averiguar con la clínica comunitaria en su área para ver si puede hacerse esta prueba gratis.

• Para evitar las enfermedades cardíacas y la diabetes, los hombres deben mantenerse en un peso saludable mediante ejercicios regulares y una alimentación rica en frutas y verduras. También deben evitar consumir mucha grasa, no deben fumar y deben aprender a lidiar con el estrés.

• Para no contraer el SIDA u otras enfermedades de trasmisión sexual se debe usar un condón de látex cuando se tiene relaciones sexuales sin saber con certeza que su pareja no tiene SIDA.

• A muchos hombres no les interesa cuidar su salud; no lo consideran una prioridad y no empiezan a cuidarse hasta que se enferman. Cuando se trata de salud uno debe cuidarse en hora buena, o sea, *antes de enfermarse*, no a última hora. Afortunadamente no hay que ser ni monje ni atleta para tener un estilo de vida saludable. Sólo hay que saber cómo ir cambiándose la vida poco a poco para cuidarse diariamente. Los capítulos sobre cáncer de próstata, sobrepeso, enfermedades cardíacas y colesterol alto le explicarán cómo ayudar a su hombre a vivir de manera más saludable sin que se dé cuenta siquiera.

Medidas preventivas para ancianos

Las personas mayores, como nuestros padres, madres, tíos, tías, abuelos y abuelas son muy importantes para nuestras familias. Desafortunadamente muchos sufren enfermedades como la diabetes y otros problemas de salud que, de no ser tratados adecuadamente, causan bastantes molestias tanto a los ancianos como a los familiares que los cuidan. No obstante, podemos hacer muchas cosas para ayudarlos. He aquí algunas ideas para mejorar la salud de sus seres queridos de mayor edad:

• El tratamiento adecuado de enfermedades como la diabetes debe seguirse al pie de la letra. La familia tiene que encargarse de que la abuela o el abuelo con diabetes o alguna enfermedad cardiovascular crónica tome sus medicinas y siga los consejos del médico.

• La falta de acceso a servicios de salud y medicamentos es una limitación grave para muchos latinos mayores. Por lo tanto, averigüe si en su caso la persona tiene derecho a participar en el programa de salud *Medicare*. El centro de salud comunitario de su localidad la ayudará a determinar si su ser querido tiene derecho a participar en este programa y, de ser así, también a inscribirlo.

• Si su familiar tiene una enfermedad terminal, considere la posibilidad de utilizar los servicios de un *hospice*, o sea, servicios para enfermos desahuciados. Los empleados del *hospice* cuidan al paciente en su hogar. Cada estado tiene *hospices* para apoyar y ayudar a las personas que están cuidando a familiares desahuciados. Algunos de los pacientes quizás no paguen por estos servicios o pagan lo que pueden. Muchas personas no están enteradas de estos servicios. Para averiguar más sobre ellos, hable con el trabajador social (*social worker*) del hospital en el cual se encuentra su pariente. También puede buscar los *hospices* en el directorio telefonico bajo "*hospices*".

• Nunca es tarde para prevenir o superar una enfermedad crónica. Su pariente de mayor edad debe tratar de llevar una vida activa, disfrutar actividades con familiares y amigos y mantenerse activo mentalmente. Podrá lograrlo si sigue trabajando, aunque sea a tiempo parcial. También puede disfrutar un pasatiempo que le guste y que lo mantenga activo. Otra opción es que tenga una mascota. Las mascotas sirven de compañía; en el caso de los perros, sacarlos a caminar al parque puede aportar un beneficio adicional a la persona: ejercicio regular.

Conclusiones: Es cuestión de hacer unos cambios

Bien, pues ya rompimos las barreras y usted sabe cuál es la línea que debe seguir para cuidarse tanto a sí misma como a su familia. Al leer todos los consejos que he recomendado para este fin, quizás haya notado que en muchos casos se parecen entre sí. No es casualidad. Tampoco se trata de que me falte imaginación ni de que no haya investigado estos asuntos a fondo. Los consejos que compartí con usted se parecen entre sí porque las acciones básicas que debemos tomar para cuidarnos la salud no varían mucho. Es como perder peso. Aunque haya gente avariciosa que nos bombardee con todo tipo de dietas y ejercicios, en realidad el proceso de adelgazar es bastante sencillo: comer bien, evitar los alimentos altos en grasa y hacer ejercicio. Tener buena salud es igual de sencillo: someterse a chequeos médicos, hacerse pruebas, ponerse vacunas, comer bien y hacer ejercicio.

Parece fácil, ¿no? Pues no lo es. Dije que era un proceso sencillo, no fácil. Las barreras que mencioné ponen muchos obstáculos. La falta de información también impide que hagamos lo necesario para asegurar una buena salud; si no contamos con información básica sobre la prevención, no vamos a saber cómo ponerla en práctica en nuestras vidas. Afortunadamente ahora cuenta con mis consejos acerca de cómo romper las barreras y enterarse de las estrategias básicas de prevención. Por su parte, los editores de Ediciones Prevención nos ayudarán a poner en práctica tácticas de prevención para enfermedades específicas.

A continuación en este libro encontrará más de 300 consejos para prevenir 36 enfermedades. Según le comenté anteriormente, como madre usted es la que se encarga de cuidar la salud de su familia. Por lo tanto, este libro está dirigido a usted. En el caso de las enfermedades que afectan a las mujeres, los editores le hablan directamente. En el caso de las enfermedades que afectan a los hombres, los ancianos o los niños, los expertos le darán consejos tanto sobre lo que usted puede hacer para atenderlos mejor como sobre las formas en que ellos mismos podrán cuidarse mejor. Además, este libro incluye capítulos sobre enfermedades que pueden afectar a cualquiera en la casa. En este caso, los editores usaron una voz neutral para que cualquier miembro de la familia pueda aprovechar los consejos. El libro tiene un estilo sencillo y ameno. A veces emplea rima o humor, para que se entretenga mientras aprenda. Sobre todo es un libro de cambios. Le enseña truquitos para que usted y su familia puedan cuidarse mejor haciendo pequeños cambios en su vida. No se trata de cambiar la vida radicalmente, sino de aprender poco a poco a vivir de manera más sana. La idea fundamental es que se apliquen cambios sanos para disfrutar una vida más sana en general. Muy bien, ya no hay nada más que decir. Sólo le queda explorar este libro de acuerdo con sus necesidades. Ya verá que los cambios recomendados tanto por mí como por los editores de Ediciones Prevención bien valen la pena. Recuerde lo que dice el refrán: "Un hombre prevenido vale por dos". Creo que también podríamos decir: "Una familia prevenida vale por dos". Le deseo mucha suerte y mucha salud para toda su familia.

SEGUNDA PARTE

**Consejos para cuidar a su
familia de los males comunes**

ALERGIAS

Cómo escapar de los invasores

La xenofobia es el miedo a los extranjeros o extraños, y el sistema inmunológico de una persona alérgica es extremadamente xenófobo. Para él, las pequeñísimas basurillas de la vida cotidiana —como el polvo casero, la caspa de los animales, el polen y el moho— son invasores que de seguro le provocarán daños devastadores.

Para reconocer y capturar a estos invasores, lo primero que hace el sistema inmunológico es reunir a un ejército de anticuerpos, unas sustancias químicas que los atacan. Luego arma a una pandilla de sustancias inflamatorias (como las histaminas) para tratar de eliminarlos por completo. Los síntomas de la alergia común —estornudos, respiración silbante, ojos llorosos y nariz tapada o goteo nasal— del xenófobo sistema inmunológico son el resultado final de la reacción exagerada que presentan las células ante los invasores.

Existen muchos medicamentos para tratar los síntomas de las alergias. Sin embargo, si desde el principio se puede evitar que el sistema inmunológico se descontrole quizá no sea necesario tomar medicamento alguno. Para eso hay que mantener a los invasores alejados del cuerpo. Existen varias formas de lograrlo.

Lo primero es identificar a los culpables

El primer paso para evitar el contacto con los alérgenos —o sea, las sustancias a las cuales uno es alérgico— es averiguar cuáles son, dice el Dr. Robert Plancey, profesor de Medicina de la Universidad de California del Sur en Los Ángeles.

En ocasiones el sentido común basta para averiguar la causa de las alergias, indica el Dr. Plancey. "Los pacientes a veces me dicen: 'Cuando estoy cerca de un gato o acaricio un gato, empiezo a estornudar, los ojos me arden y lagrimean, o me da asma, o me salen ronchas'. De tal modo las personas a veces saben a qué son alérgicos", dice el Dr. Plancey.

Por otra parte, a veces se desconoce la causa. "Si una persona presenta síntomas alérgicos persistentes pero no puede identificar el alérgeno, lo mejor es consultar a un alergólogo para que le haga pruebas y averigüe cuáles son estos alérgenos", dice el Dr. Plancey. En las pruebas cutáneas se coloca una cantidad muy pequeña de alérgeno sobre la piel y el doctor observa si hay una reacción o no. También existe una prueba de la sangre conocida como la prueba de radioalergoabsorción (o *RAST* por sus siglas en inglés). Esta prueba es menos sensible, pero tiene la ventaja de que la persona a quien se le practica no tiene que sufrir la reacción cutánea provocada por la prueba que se realiza en la piel. Una vez que se obtienen los resultados de cualquiera de estas pruebas se puede planear una estrategia de prevención con objetivos muy bien definidos.

Hay tres causantes principales de alergias: los ácaros del polvo, las mascotas y el moho. A continuación ofrecemos varias estrategias para mantenerlos a raya.

Cómo acabar con los ácaros

Ahóguelos en agua caliente. El agua caliente hace maravillas cuando se trata de eliminar los ácaros del polvo y los residuos que van dejando. "Las sábanas deben cambiarse una o dos veces por semana —recomienda el Dr. Plancey—. Hay que tener una cobija lavable y lavarla una o dos veces al mes. Y también se debe tener un cubrecama lavable y lavarlo una vez por semana".

El Dr. Plancey recomienda lavar toda la ropa de cama en agua a una temperatura de más de 130°F (54°C), lo cual significa que quizá sea necesario subirle al termostato del calentador de agua de la casa. (Pero cuando haga esto avíseles a las demás personas que viven en la casa, para que no se quemen inadvertidamente la próxima vez que utilicen el agua caliente).

Es recomendable usar un blanqueador con cloro, el cual es eficaz para matar los ácaros del polvo, aconseja el Dr. Plancey. "También es importante —dice él— asegurarse de que las sábanas estén bien secas antes de volver a colocarlas en la cama, porque la humedad fomenta el crecimiento de los ácaros del polvo".

Se debe preferir pisos sin alfombras. Es mejor optar por pisos de madera con tapetes chicos lavables o bien por pisos de linóleo o loseta en lugar de alfombras, dice el Dr. Plancey. "Las alfombras en esencia son el hogar ideal para los ácaros del polvo".

Ahora bien, es posible tener una alfombra o un tapete en casa sin sufrir tanto de alergias, pero tiene que ser de pelo corto. Además, el Dr. Plancey recomienda comprar alfombras o tapetes nuevos cada cinco años. "La alfombra bereber (en inglés, *Berber*) es mucho mejor que la alfombra de pelo suelto —agrega—. La alfombra bereber es de tejido muy cerrado y piezas muy cortas enrolladas, mientras que la alfombra de pelo cortado es más suave y más gruesa. Y entre más suave y más gruesa sea una alfombra, más polvo cabrá entre los espacios y se quedará atrapado en la parte baja de la misma".

Otro detalle que ayuda es que todos los miembros de la familia usen pantuflas (chancletas) en lugar de andar descalzos, porque los ácaros del polvo viven de las escamas de piel que se desprenden de los pies y quedan atrapadas en la alfombra.

Reduzca la humedad en su hogar. Los ácaros del polvo dependen de la humedad para su crecimiento. De tal modo, si en casa hay personas que son alérgicas a los ácaros del polvo se deberá bajar la humedad del ambiente un poco, manteniéndola más o menos entre el 20 y el 30 por ciento, dice el Dr. Plancey. Los higrómetros (*hygrometers*) son los dispositivos que se utilizan para medir la humedad. Generalmente se venden en las relojerías. A veces también se pueden comprar en las tiendas de artículos electrónicos de los centros comerciales, pero puede que estos no sean tan precisos como los que se venden en las relojerías.

Una manera de mantener baja la humedad es con un deshumidificador. Además, "es importante asegurarse de que la humedad de las duchas y los baños se saque al exterior mediante ventiladores", dice el Dr. Plancey. También aconseja que se usen los extractores de la cocina para asegurarse de que el vapor que se genera al cocinar se vaya al exterior en lugar de distribuirse en el interior de la casa.

Limpie y deseche. "Al sacudir las superficies duras se deberá agregar algún tipo de agente limpiador al trapo, por ejemplo *Endust*, un pulidor para muebles o algún otro producto para sacudir que recoja el polvo", dice el Dr. Plancey. Recomienda utilizar un trapo desechable; cuando el trapo se ensucie, tírelo y empiece a usar uno nuevo. "Así el polvo realmente se saca de la casa, en lugar de pasarlo de un lugar a otro".

Qué hacer contra las alergias a las mascotas

Ciérrele la puerta al alérgeno. Las mascotas deben permanecer fuera de la casa si la familia vive en una región del país donde el clima es razonablemente templado durante todo el año, sugiere el Dr. Plancey.

Destierre la caja de arena del gato. La caja de arena para gatos es una fuente importante de alérgenos, dice el Dr. Plancey. Sugiere colocarla en el garaje o en algún otro lugar separado del resto de la casa.

Cree un área restringida. Otra alternativa, dice el Dr. Plancey, es confinar la mascota en cierta parte de la casa donde el piso sea de linóleo, no alfombrado, y donde la mascota no tenga acceso a muebles tapizados. Siempre y cuando la mascota realmente se quede en esta área, el alérgeno quedará atrapado ahí y será fácil de eliminar.

Reserve la recámara para las personas. No se debe permitir a las mascotas subirse a la cama ni entrar al dormitorio (recámara). Después de todo, las personas pasamos de seis a ocho horas ahí. Si las mascotas se mantienen alejadas del dormitorio se podrá crear un ambiente menos propicio para las alergias, además de que sin duda aumentará la probabilidad de que tanto la persona alérgica como los demás miembros de la familia duerman bien.

Ojo con el moho

¡A secar se ha dicho! "Evitar el exceso de humedad quizá sea una de las medidas más importantes para controlar el crecimiento del moho", dice el Dr. Plancey. Hay que usar deshumidificadores y reducir al mínimo las fugas de agua y la humedad, aconseja el experto. Si una gotera de agua aparece en el techo, no sólo es importante reparar el techo sino también reemplazar lo antes posible todo lo que se haya mojado. En caso de una inundación importante se deberá cambiar toda la alfombra y secar todas las áreas húmedas lo antes posible. "En una casa que se ha inundado —observa el Dr. Plancey—, la contaminación por moho puede llegar a un punto en que los niveles son tan altos que provocan que una persona con alergia al moho ya no pueda seguir viviendo ahí".

Limpie bien. Los productos que contienen cloro o hipocloruro de sodio (*sodium hypochloride*) son muy eficaces para matar las esporas del moho y evitar su crecimiento en el futuro, dice el Dr. Plancey. Estos productos deben usarse en el baño para limpiar los azulejos y el cemento de las junturas entre ellos, e incluso las encimeras (muebles) de la cocina. Sin embargo, es importante que la persona que haga la limpieza con estos productos no sea alérgica al moho y que siga las instrucciones que aparecen en la etiqueta cuando esté usando productos de limpieza muy fuertes.

Contrate a profesionales de la limpieza. Un estudio de investigación mostró que cuando las personas contratan a profesionales para que limpien los conductos de aire de los sistemas de calefacción, ventilación y aire acondicionado de una casa, la cantidad de moho que hay en el aire disminuye en un 92 por ciento durante el invierno y en un 84 por ciento durante el verano. Esto indica claramente que cuando una empresa comercial calificada realiza la limpieza de los conductos de la casa, efectivamente se puede conseguir algo de alivio de los mohos transportados por el aire, los cuales son uno de los aeroalérgenos más comunes, dice el Dr. Paul Ratner, un alergólogo con consulta privada en San Antonio, Texas.

ARTRITIS

Protección para las articulaciones

Nuestros huesos se unen mediante muchas articulaciones: articulaciones de las rodillas, articulaciones de la cadera, articulaciones en los dedos de las manos y los pies.

En todos los lugares donde se unen los huesos también hay cartílago, el cual es una capa elástica protectora que asegura que las articulaciones se doblen sin problemas ni dolor. Sin embargo, el cartílago no puede realizar este trabajo por sí solo. Una delgada membrana, la membrana sinovial, proporciona el líquido que lubrica las partes móviles de las articulaciones. Cuando el cartílago se desgasta o la membrana sinovial se inflama, el resultado generalmente es un caso de osteoartritis o artritis reumatoidea.

En la osteoartritis, el cartílago puede desgastarse a tal grado que hay fricción de hueso contra hueso. Este tipo de artritis se desarrolla de forma gradual a lo largo de la vida, sencillamente como resultado del desgaste al que las articulaciones se ven sometidas con el paso de los años. Muy pocas personas se escapan de tener algún grado de osteoartritis, aunque la severidad de la misma varía mucho. De hecho, en las personas de más de 50 años de edad es probable que al menos una de sus articulaciones esté afectada por la osteoartritis. La osteoartritis afecta a hombres y a mujeres casi por igual y es por mucho el tipo más común de artritis: en los Estados Unidos, 16 millones de personas la padecen.

En la artritis reumatoidea, el problema empieza al dañarse la membrana sinovial. Los doctores e investigadores no están seguros de la causa, pero la mayoría piensan que la artritis reumatoidea es una enfermedad en la que el sistema inmunológico ataca ciertos tejidos del cuerpo, incluyendo aquellos que conectan las articulaciones y la membrana sinovial.

La artritis reumatoidea comienza con hinchazón, enrojecimiento, rigidez y dolor en las articulaciones, pero puede avanzar hasta que se forma tejido de cicatrización en la articulación o, en casos extremos, hasta que los huesos se fusionan entre sí. El 75 por ciento de los dos millones de estadounidenses que padecen de artritis reumatoidea son mujeres. La enfermedad puede aparecer incluso desde la adolescencia.

Estrategias para evitarla

La prevención de la artritis no es una ciencia exacta, pero los médicos han descubierto varias formas de reducir el riesgo de contraerla. A continuación se indica cómo.

El peso es lo primordial. "La medida más importante que cualquier persona con sobrepeso puede tomar para prevenir la osteoartritis en las rodillas es perder peso", dice el Dr. James M. Fox, un cirujano ortopedista y especialista en rodillas del Instituto Ortopédico de California del Sur en Van Nuys.

¿QUÉ SON LOS RADICALES LIBRES?

Para entender bien lo que son los radicales libres y cómo por su culpa nos enfermamos, primero hay que entender un poco de teoría atómica. Según los científicos, todos estamos compuestos por átomos, el tipo de materia más pequeño descubierto hasta la fecha. Cada átomo tiene un centro llamado núcleo. En el núcleo hay dos tipos de partículas, los protones y los neutrones. Otro tipo de partícula, los electrones, giran alrededor del núcleo de la misma manera en que la Tierra gira alrededor del Sol. Los grupos de átomos conectados entre sí se llaman moléculas. Tenemos muchas moléculas en nuestro cuerpo, entre ellas moléculas de oxígeno.

Nuestro cuerpo necesita el oxígeno para producir la energía que nuestras células utilizan. Durante este proceso a veces se da una reacción entre las moléculas de oxígeno y los compuestos de nuestro cuerpo, y el resultado de esta reacción son unas moléculas inestables llamadas radicales libres. Son inestables porque les falta un electrón. Por eso atacan las moléculas sanas del cuerpo para robarles un electrón. Cuando las moléculas sanas pierden su electrón, a su vez se convierten en radicales libres y

El exceso de peso somete las rodillas a un esfuerzo adicional. Si una persona pesa 10 libras (4.5 kg) de más, por ejemplo, está sometiendo sus rodillas a una presión adicional de 60 libras por pulgada cuadrada (4 kilogramos por centímetro cuadrado) cada vez que da un paso. "Sin prisa pero sin pausa, esta presión adicional desgastará el cartílago de las rodillas, conduciendo a la artritis", advierte el Dr. Fox.

Un estudio de investigación apoya claramente la teoría de que la pérdida de peso es un factor importante en la prevención de la osteoartritis. En este estudio, las mujeres con sobrepeso que perdieron 11 libras (5 kg) o más de peso a lo largo de un período de 10 años redujeron en un 50 por ciento su riesgo de desarrollar osteoartritis en las rodillas. (Para averiguar cómo controlar el peso, vea "Sobrepeso" en la página 160).

Dulce domador del dolor. Quizá la vitamina C no pueda prevenir la osteoartritis, pero los estudios de investigación han demostrado que puede ayudar a prevenir el desarrollo acelerado de esta enfermedad. En un estudio realizado por la Universidad de Boston con 640 personas, de las cuales algunas tenían osteoartritis en las rodillas y otras no, los participantes

también salen por ahí a robar electrones. Cuando nos fijamos, ya tenemos una reacción en cadena entre manos. Es como en las películas de vampiros donde el vampiro muerde a un tipo, el tipo se convierte en vampiro y muerde a otro que también se convierte en vampiro, y así sucesivamente. Con el tiempo esta reacción en cadena —cuyo nombre técnico es oxidación— puede resultar en enfermedades. En el caso del asma, por ejemplo, los investigadores especulan que ciertos radicales libres provocan la creación de unas sustancias químicas que a su vez producen el asma.

Entonces, ¿cómo le hacemos para combatir a estos vampiritos moleculares? Hay que tomar más antioxidantes, las vitaminas que combaten los radicales libres en el cuerpo al regalarles electrones. Esto "tranquiliza" a los radicales libres, los vuelve estables y por lo tanto dejan de andar por el cuerpo causando problemas. Igual que los metales se tratan con sustancias especiales para evitar que se oxiden, debemos tratar nuestros cuerpos para evitar la oxidación. Después de todo, solamente nos dieron uno, así que debemos cuidarlo lo mejor posible, ¿no?

que consumían la mayor cantidad de vitamina C presentaron un desarrollo de la enfermedad tres veces menos acelerado que las personas que consumían la menor cantidad de dicha vitamina, o sea, alrededor de 120 miligramos al día (el equivalente a dos naranjas/chinas). Estos resultados sugieren que las personas que consumían más vitamina C perdieron menos cartílago y presentaron una menor probabilidad de sufrir dolor en las rodillas durante los ocho años que duró el estudio que las personas que no consumían la misma cantidad de este nutriente.

El Dr. Tim McAlindon, director del estudio y profesor adjunto de Medicina de la Escuela de Medicina de la Universidad de Boston, Massachusetts, formuló la teoría de que una vitamina antioxidante como la vitamina C ofrece una protección importante cuando la inflamación que provoca la artritis llega a su máximo nivel.

La vitamina C y otros antioxidantes se han ganado este nombre porque ayudan a prevenir el proceso del envejecimiento, el cual es acelerado por los radicales libres que atacan las células. (Para mayor información sobre los radicales libres, vea "¿Qué son los radicales libres?" en la página 24). Se cree que la inflamación de la articulación produce radicales libres que atacan las células y causan más daño en la articulación, a menos que las vitaminas antioxidantes estén presentes para impedírselo. Por lo tanto, si bien es cierto que las vitaminas antioxidantes (los galanes de la novela del cuerpo) no impedirán la artritis, pueden evitar que la enfermedad se vuelva grave. Cualquier persona que sufra de esta afección haría bien en probar dos naranjas al día. Probablemente tanto su paladar como sus articulaciones estarían de lo más agradecidos con esta dulce medicina.

También hay que pescar este problema. Un estudio de investigación realizado en Seattle encontró que 324 mujeres que comían dos o más raciones de pescado horneado o asado a la parrilla a la semana (principalmente salmón) presentaban un menor riesgo de desarrollar artritis reumatoidea. Los investigadores creen que esto se debe a los ácidos grasos omega-3. Otros pescados que tienen un alto contenido de ácidos grasos omega-3 son las anchoas, el arenque, el atún blanco (albacora) enlatado, el atún de aleta azul, el bacalao de profundidad, la caballa (macarela, escombro), el pez espada, el pomátomo (*bluefish*), las sardinas y la trucha arco iris.

Evítela al emplear estrógeno. Si usted es una mujer posmenopáusica, tal vez ya sepa que tomar estrógeno como parte de la terapia de reposición hormonal (o *HRT* por sus siglas en inglés) ayuda a protegerla de la osteoporosis, que es la enfermedad que adelgaza los huesos y que puede hacer pedazos las caderas y la columna. Ciertos investigadores de la Universidad de California en San Francisco han descubierto que el estrógeno también puede ayudar a proteger los huesos de otra enfermedad ósea incapacitante: la osteoartritis. Estos científicos, encabezados por Michael C. Nevitt, Ph.D., un profesor adjunto de Epidemiología y Bioestadística, examinaron las radiografías de las caderas de 4,366 mujeres de 65 años de edad o mayores. Descubrieron que las mujeres que tomaban estrógeno tenían un 39 por ciento menos riesgo de desarrollar cualquier grado de osteoartritis en sus caderas que las mujeres que no tomaban esta hormona. Una noticia aún mejor es que las mujeres que tomaban estrógeno presentaban un 46 por ciento menos riesgo de desarrollar una artritis de moderada a grave en las caderas.

ASMA

Aliento para cuando falte el aliento

El asma es una enfermedad cada vez más común. Desde principios de los años 80, el número de estadounidenses con asma ha aumentado enormemente, en un 61 por ciento. Afecta muchísimo a los latinos, en particular a los niños: el 20 por ciento de los niños latinos entre 6 meses y 11 años sufren de esta enfermedad. El motivo del asma no es del todo claro. En lo que sí están de acuerdo los doctores es en que hay muchas causas, que van desde la contaminación del aire hasta las alergias.

El asma, que puede aparecer en la infancia o desarrollarse en la edad adulta, es una enfermedad inflamatoria crónica que afecta los pulmones y los bronquios (las vías respiratorias del cuerpo). Al presentarse un ataque de asma, los músculos que rodean los bronquios se contraen, haciendo que estos conductos se vayan estrechando conforme se inflaman e hinchan. Las glándulas que se encuentran dentro de los bronquios, que de por sí ya están trabajando en exceso, comienzan a producir mucosidad, la cual empieza a obstruir el aparato respiratorio del cuerpo. Los ataques pueden ser leves, en cuyo caso se limitan a la falta de aliento, o bien pueden poner en peligro la vida si la persona empieza a asfixiarse.

El primer paso —y el más importante— para protegerse del asma y mantener en buena forma los pulmones es evitar por completo las sustancias que puedan irritarlos. Entre las más comunes están los contaminantes caseros como los ácaros del polvo, los vapores despedidos por los productos de limpieza, el moho, las cucarachas y la caspa de los animales domésticos, particularmente los gatos y los perros. La exposición a los alérgenos estacionales así como a la contaminación del aire puede empeorar el asma, según el Dr. Stuart Stoloff, profesor clínico adjunto de Medicina Familiar de la Universidad de Nevada en Reno.

Para elaborar un plan de prevención eficaz hay que revisar el ambiente cuidadosamente, tanto dentro como fuera de la casa, y buscar maneras de limpiar el aire.

Una solución para la contaminación

En 1977 y de nuevo en 1992, unos científicos de la Universidad Loma Linda en California, la Universidad de Arizona en Tucson y la Agencia de Protección Ambiental de los Estados Unidos aplicaron un cuestionario sobre la salud respiratoria a más de 3,000 no fumadores. Durante ese período de 15 años, 106 de estas personas desarrollaron asma. Los científicos calcularon la cantidad de contaminación del aire a la que había estado expuesta cada persona del estudio durante dicho período y concluyeron lo siguiente: "La exposición a la contaminación ambiental del aire estaba relacionada significativamente con el desarrollo del asma en los adultos". O sea, entre mayor sea la cantidad de contaminación a la que una persona esté expuesta, mayor será la probabilidad de que desarrolle asma.

¿Qué se hace entonces? ¿Hay que ponerse una máscara antigás cada vez que se vaya a salir de casa? ¿O contener la respiración? Bueno, afortunadamente no es para tanto. A continuación encontrará algunas sugerencias para alentar el aliento.

Vitaminas para las vías. Los estudios de investigación recientes han encontrado que los adultos con asma que toman suplementos diarios de las vitaminas E y C son capaces de prevenir algunas dificultades respiratorias. Son muy importantes estos hallazgos porque ambas vitaminas son antioxidantes, es decir, ayudan a prevenir los daños causados a las células vivas. "Nuestros resultados muestran que una combinación de vitaminas antioxidantes puede beneficiar a las personas con asma que son sensibles a los contaminantes del aire", concluyó Carol Trenga, Ph.D., la autora principal del estudio, mismo que fue realizado en la Escuela de Salud

Pública y Medicina Comunitaria de la Universidad de Washington en Seattle.

En este estudio preliminar, 17 personas propensas a sufrir ataques de asma tomaron 400 UI (unidades internacionales) de vitamina E y 500 miligramos de vitamina C diariamente durante cinco semanas. Los investigadores creen que estas vitaminas ayudan a reducir el daño a los pulmones causado por la contaminación del aire y que funcionan mejor juntas que por sí solas. Según el estudio, tomarlas también podría ayudar a las personas asmáticas a respirar con mucha más facilidad. Algunas frutas y verduras altas en vitamina C son la naranja (china), el kiwi, el jugo de toronja (pomelo) y el brócoli. Las fuentes alimenticias con el mayor contenido de vitamina E son las nueces y los aceites vegetales, incluyendo el aceite de germen de trigo, el aceite de frijol (habichuela) de soya y el aceite de maíz (choclo). Cualquier persona que esté pensando en tomar vitamina E en cantidades mayores a 200 UI debe hablar con su doctor primero. Un estudio de investigación encontró que los suplementos de vitamina E en dosis bajas aumentan el riesgo de sufrir un derrame cerebral hemorrágico.

Nota: Si desea dar estas vitaminas a un niño con asma, consulte primero a su pediatra.

Que los asmáticos no pasen trabajo en el trabajo. La Asociación Estadounidense del Pulmón calcula que alrededor del 15 por ciento de todos los casos de asma desarrollados en la edad adulta son provocados por algún factor presente en el lugar de trabajo. ¿Qué causa el asma en el trabajo? Todo tipo de sustancias pueden provocarlo, desde el polvo de los cereales en los silos hasta los desechos de las ratas de laboratorio. El asma se desarrolla como reacción a los irritantes, como por ejemplo las sustancias químicas, los gases o los vapores encontrados en el lugar de trabajo. Lo mejor que una persona expuesta a este tipo de sustancias puede hacer para prevenir el asma es eliminar la sustancia que lo provoca del área específica de trabajo. Hay que hablar con el supervisor acerca de los pasos que se puedan tomar para crear un ambiente laboral más seguro, además de posiblemente usar una máscara de respiración (disponible en la mayoría de las ferreterías) durante las horas de trabajo, aconseja el Dr. Stoloff. También es posible disminuir la exposición incrementando la ventilación. Si ninguno de estos métodos funciona, se sugiere llamar a la oficina local de la U.S. Occupational Safety and Health Administration (Administración para la Salud y la Seguridad Laboral de los Estados Unidos u *OSHA* por sus siglas en inglés) para pedir más información. Los números de teléfono de esta organización se encuentran en las páginas azules del directorio telefónico local.

Urge huir del humo. La exposición al humo del cigarrillo puede empeorar el asma, ya sea que uno mismo fume o que lo hagan otras personas cerca de uno, dice el Dr. Stoloff.

Incluso es posible ayudar a los bebés que aún no nacen a evitar el asma más adelante en sus vidas. "Los niños cuyas madres fumaron durante el embarazo y el primer año de vida de sus hijos presentan un riesgo mucho mayor de volverse asmáticos", afirma el Dr. Stoloff.

Cómo desactivar los activadores

Cerrarle la puerta a la contaminación del aire sólo es una parte de la batalla. Por desgracia existen muchos otros factores domésticos comunes que también pueden producir problemas en los pulmones. A continuación se muestran algunas medidas que pueden ayudar a prevenir ataques futuros.

Atención con los alérgenos cotidianos. Según el Dr. Thomas Platts-Mills, Ph.D., y la Dra. Melody C. Carter, ambos investigadores, los niños que desarrollan alergias a las "proteínas extrañas" en sus casas presentan un mayor riesgo de contraer asma. Entre las fuentes más comunes de alérgenos caseros —o sea, de proteínas extrañas— están los ácaros del polvo, que se encuentran principalmente en la ropa de cama, los juguetes de peluche y las alfombras; la caspa de los gatos y los perros; el excremento de las cucarachas y los hongos. (Para evitar la exposición a estos alérgenos, vea "Alergias" en la página 19).

Cuidaíto con la comida. Los doctores que tratan el asma advierten que cuando las alergias a los alimentos se agravan también se puede activar la alarma del asma. Los alimentos que presentan una mayor probabilidad de causar problemas son las nueces, el chocolate y el huevo, además de todo lo que contiene sulfitos, como la cerveza, el vino y algunas cosas de las barras de ensaladas. Por lo tanto hay que leer las etiquetas, hacerles preguntas a los gerentes de los restaurantes antes de ordenar y sobre todo fijarse en la reacción que ciertos alimentos provocan. Por ejemplo, si nota que el asma de su hijo empeora después de comer chocolate, obviamente debe eliminar el chocolate de su alimentación para evitar problemas.

Limpie con cuidado. Aunque es importante reducir el polvo y la mugre de la casa al mínimo, los doctores recomiendan que se proceda con precaución al usar productos químicos o solventes para la limpieza doméstica, pues se sabe que algunos productos comunes causan asma. Entre estos encontramos las pinturas y el disolvente de pintura, el blanqueador, el almidón en aerosol, el lustramuebles en aerosol y los desodorantes ambientales. Se recomienda ponerse una máscara al hacer la limpieza, asegurarse de que las habitaciones de la casa estén bien ventiladas y minimizar la exposición a estas sustancias.

CÁNCER DE COLON

Las comidas son clave

De todos los tipos de cáncer que existen, el que cobra más víctimas en los Estados Unidos es el cáncer de pulmón. Sin embargo, el tipo de cáncer que se presenta en el colon y el recto es la segunda amenaza más importante, pues le quita la vida a aproximadamente 55,000 estadounidenses al año.

El colon o intestino grueso está diseñado para recolectar los productos de desecho de la digestión y transportarlos hacia fuera del cuerpo a través del recto. Las pruebas sugieren que cuando este órgano se ve expuesto a grandes cantidades de sustancias químicas dañinas o de productos nocivos derivados de la digestión se puede provocar el crecimiento de células precancerosas o tumores malignos en un colon que de otro modo estaría sano.

Una alimentación anticáncer

No sorprende el hecho de que lo que se coma (o deje de comer) juegue un papel muy importante en la prevención del cáncer de colon. De hecho los científicos que han estudiado este tipo de cáncer dicen que hasta el 80 por ciento de todos los casos pueden prevenirse. Y la prevención comienza con los alimentos.

A salvo por el salvado. Entre menor sea el consumo de fibra dietética, mayor será el riesgo de contraer cáncer de colon. Este hecho ha sido comprobado por muchísimos estudios de investigación, afirma el Dr. David Alberts, un profesor de Medicina del programa de prevención y control del cáncer del Centro del Cáncer de Arizona en Tucson. Y es posible que la fibra que previene el cáncer de colon con la mayor eficacia sea el salvado de trigo (*wheat bran*). Los estudios de investigación realizados por el Dr. Alberts demuestran que el salvado de trigo ayuda a proteger el cuerpo de algunos productos derivados de la digestión que pasan a través del colon y que pueden provocar mutaciones celulares conducentes al cáncer. "Para ayudar a prevenir el cáncer de colon, uno debe considerar agregar un tazón (recipiente) de fibra de cereal a sus cinco raciones diarias de frutas y verduras", aconseja el experto. Tanto los supermercados como las tiendas de productos naturales venden muchos cereales con salvado de trigo, como por ejemplo la marca *SmartBran*. También es posible comprar salvado de trigo en el supermercado y usarlo en recetas para pan, *hotcakes* y *muffins*.

Hay que cambiar la chatarra por frutas y verduras. Más de 20 estudios científicos han demostrado que un mayor consumo de frutas y verduras reduce el riesgo de contraer cáncer de colon. "Las pruebas que indican que un consumo suficiente de frutas y verduras ayuda a proteger a las personas contra el cáncer de colon son más contundentes que las pruebas asociadas con cualquier otro posible factor de protección", dice Emily White, Ph.D., profesora adjunta de la división de Ciencias de la Salud Pública del Centro Fred Hutchinson de Investigación del Cáncer en Seattle, Washington.

¿Qué cantidad hay que comer para disminuir el riesgo? Es necesario aumentar el consumo de frutas y verduras hasta que se esté comiendo el equivalente a cinco raciones completas al día, indica el Dr. Alberts. Cada vez que se come una fruta o verdura —por ejemplo, un plátano amarillo (guineo, banana) rebanado con el cereal del desayuno, una manzana como merienda (refrigerio, botana, tentempié), una ensalada durante el almuerzo, una papa al horno con la cena—, se consume más o menos una ración. Y no hay que preocuparse si a uno le encantan las peras y los pimientos (ajíes, pimientos morrones) rojos pero no soporta las naranjas (chinas) y la berenjena. O sea, para el gusto se hicieron los colores. Los científicos han encontrado que son *las frutas y verduras*, no alguna fruta o verdura en particular o algún micronutriente específico contenido en una de ellas, las que ofrecen protección contra esta enfermedad.

Por lo tanto, trate de incluir más frutas y verduras en los almuerzos de su marido e hijos y también sirva verduras a la hora de la cena. Además, sería buena idea tratar de comprar menos alimentos chatarra. Así, cuando sus hijos o esposo (o usted misma) quieran picar, no les quedará de otra que comerse un poco de fruta o alguna verdura. Ahora bien, todos

SALSA DE QUESO

1 taza de leche semides-
cremada al 1%

1 cucharada de maicena

½ taza de queso *Cheddar*
de grasa reducida
(*reduced fat*), rallado

¼ cucharadita de sal

Pimienta negra molida

1. Caliente ¾ taza de leche a fuego mediano en una cacerola pequeña hasta que rompa a hervir. Mezcle el ¼ de taza restante de leche y la maicena en un tazón (recipiente) pequeño. Revuelva hasta que se disuelva la maicena.

2. Vierta la mitad de la leche caliente en la mezcla de maicena para calentar ésta poco a poco. Agregue esta mezcla a la cacerola. Cocínela, revolviendo continuamente, hasta que rompa a hervir de nuevo y la salsa se empiece a espesar.

3. Agregue el queso. Cocine a fuego mediano-bajo por 2 minutos, revolviendo hasta que se haya derretido el queso. Retire del fuego y agregue la sal y la pimienta.

Variaciones

Salsa blanca: Omita el queso.

Salsa de queso picante: Mezcle 1½ cucharaditas de mostaza en polvo con 1 cucharada de agua. Cuando la salsa de queso esté lista, agregue la mezcla de la mostaza una cucharadita a la vez hasta obtener el picor que desee.

sabemos que en su estado natural las frutas y verduras probablemente no resulten tan apetitosas como unas galletitas con chispitas (pedacitos) de chocolate o una bolsa de *Doritos*. No obstante, se pueden hacer muchas cosas para mejorar su sabor y al mismo tiempo conservar sus beneficios para la salud. Por ejemplo, si licúa (bate) un poco de yogur de vainilla sin grasa y sin azúcar puede servirlo con frutas y lo más probable es que a sus hijos les encantará. Pruebe esta salsa con fresas a ver cómo les cae. También hay varias salsas que puede preparar para las verduras; basta con agregarles un poco de salsa picante tibia, por ejemplo, o alguna otra salsita rápida. Vea la receta de Salsa de queso en la página 33.

Hay que controlar la carne un poco. En un estudio de investigación, las mujeres que comían carne roja (de res, cordero o puerco) cinco días a la semana presentaban un riesgo de tres a cuatro veces mayor de desarrollar cáncer de colon que las mujeres que no comían carne roja. Las carnes fritas o asadas pueden ser particularmente riesgosas porque es posible que incrementen los niveles de mutágenos, unas sustancias que pueden provocar el desarrollo de tumores, afirma Bandaru Reddy, Ph.D., director adjunto de investigación y jefe de la división de Carcinogénesis relacionada con la Nutrición de la Fundación Estadounidense para la Salud ubicada en Valhalla, Nueva York.

Lo que puede hacer para evitar este problema es servir más pollo y pescado en casa. Por ejemplo, el arroz con pollo es un platillo clásico que

UNA PRUEBA QUE PREVIENE EL CÁNCER DE COLON

El Dr. Alfred Neugut, Ph.D., es un hombre muy frustrado. Sabe que existe una prueba de detección que no sólo descubre sino también previene un asombroso 80 por ciento de todos los cánceres del recto y del extremo inferior del colon. También sabe que son muy pocos los estadounidenses que se hacen esta prueba. Lo que no sabe es por qué.

"La prueba de detección del cáncer de colon es sencilla, fácil y eficaz, además de que es sensacional para prevenir la enfermedad", afirma el Dr. Neugut, profesor adjunto de Medicina de la Universidad Columbia en la ciudad de Nueva York.

Para hacer esta prueba, conocida como sigmoidoscopía, el médico inserta un tubo flexible e iluminado de fibra óptica (un sigmoidoscopio) en el recto y la mitad inferior del colon para buscar manifestaciones de cáncer en su etapa temprana así como pólipos, unos crecimientos anormales a partir de los cuales se desarrollan la mayoría de los casos de cáncer de colon. Tan pronto como se encuentran pólipos se pueden extirpar, mediante una operación sencilla que evita que se conviertan en cáncer de colon.

probablemente todos disfruten en su casa. Y hay muchos otros platillos de pollo, pavo o pescado que se pueden probar en vez de los que llevan carne roja, como por ejemplo los siguientes: ceviche, mole poblano, fricasé de pollo, pollo pibil, pavo guisado estilo dominicano, manchamanteles de pez espada, bacalao a la vizcaína y enchilado de camarones.

Otra manera de reducir la cantidad de carne comida en casa es sustituyendo la carne roja por pollo o pavo en algunas recetas. Las fajitas o los tacos al pastor se pueden preparar con pollo, y en vez de usar carne de res molida para el picadillo use pechuga de pavo molida. El pavo molido también sirve para tacos y albóndigas con espaguetis. Ahora bien, no sabrá igual que la carne, por lo que le aconsejamos combinar la carne de res con la de pavo. Con el tiempo podrá ir diminuyendo la cantidad de carne de res hasta que usted y su familia estén acostumbrados al sabor del pavo.

"Las personas se mueren innecesariamente por no hacerse esta prueba", dice el Dr. Neugut. Recomienda que las personas se hagan una sigmoidoscopía cada tres a cinco años a partir de los 50 años de edad. También opina que deben hacerse una prueba de sangre oculta en las heces cada año desde los 50 años de edad. Si cualquiera de estas pruebas da un resultado positivo, es decir, si el doctor encuentra sangre en las heces o pólipos, el paso siguiente es una colonoscopía.

Durante una colonoscopía, el médico explora el colon entero en busca de pólipos. Esta prueba es un poco más elaborada y costosa que la sigmoidoscopía y hay que prepararse para ella guardando ayuno desde la noche anterior. Debido a que los seguros de gastos médicos normalmente no cubren la colonoscopía, además de que implica un riesgo mínimo de perforación del colon, el Dr. Neugut no la recomienda como procedimiento de rutina para todo mundo. No obstante, si hay sangrado rectal visible o antecedentes familiares de cáncer de colon, es posible que el médico omita la prueba de sangre oculta en las heces y la sigmoidoscopía e inmediatamente sugiera una colonoscopía.

Además, hay que tomar en cuenta que contamos con muchos platillos ricos que no usan nada de carne y que podríamos servir con mayor frecuencia. Por ejemplo, el arroz se puede preparar con frijoles (habichuelas), gandules o garbanzos. Todos estos platillos aportan fibra, proteínas y muchos nutrientes necesarios sin un solo pedacito de carne. Son llenadores, ricos y económicos.

Finalmente, puede servir carne en casa si quiere. . . siempre y cuando se trate de raciones razonables. Según los expertos podemos comer carne si nos imponemos cierta moderación y nos limitamos a una ración de 4 a 5 onzas (112 a 140 g). Esta cantidad, la cual se aproxima en tamaño a un monte de barajas, se considera saludable. Sí, sí: entendemos bien que no será nada fácil servir tan poquita carne a los carnívoros de la casa. Una cosita que quizás le ayude es un truco de la cocina china. Los chinos usan la carne más bien como condimento, no como plato principal. Por consiguiente, no es de asombrarse que sufran muchas menos cardiopatías y cáncer de colon, dos enfermedades vinculadas con el consumo de carne roja. Suelen combinar la carne con verduras, haciendo un sofrito con la carne y salsa de soya o *teriyaki*. Esta técnica aporta mucho sabor tanto a la carne como a las verduras. Debido al alto contenido de fibra que tienen las verduras, esta combinación de carne y verduras debe dejar satisfechos (y más saludables) a todos en la mesa.

Sirva más soya. En un estudio realizado con casi 1,000 californianos, las personas que comían frijol de soya en alguna de sus presentaciones al menos una vez a la semana presentaban la mitad del riesgo de desarrollar pólipos (los bultitos en el colon que son los precursores del cáncer de colon) en comparación con las personas que no comían frijol de soya. Hoy en día se consiguen muchos productos a base de soya. Muchos de ellos saben a carne. De hecho muchos supermercados y tiendas de productos naturales venden *soysage* (chorizo de soya) y hamburguesas de soya. Sirven para preparar muchos platillos. Por ejemplo, en vez de preparar queso fundido con el chorizo típico pruébelo con chorizo de soya. O si quiere hacer chorizo con huevos para el desayuno, use el chorizo de soya. También puede usar las hamburguesas de soya para hacer albóndigas o quizás hasta picadillo.

Consumir calcio conviene. "El calcio parece ser un agente importante en la reducción del riesgo de contraer cáncer de colon", afirma el Dr. Alberts. En los estudios de investigación encabezados por este experto, el calcio ha funcionado de la misma forma que la fibra, reduciendo el nivel de ácidos biliares que posiblemente fomenten el cáncer de colon.

El Dr. Reddy recomienda tomar 1,500 miligramos de calcio al día.

Puede provenir tanto de la alimentación normal como de suplementos. Algunas buenas fuentes de calcio son los productos lácteos, como la leche descremada y el yogur y los quesos sin grasa; las verduras verdes como las hojas de berza (bretón, posarmo, *collard greens*), las hojas de mostaza, la col rizada y el brócoli; los pescados como el salmón enlatado con espinas y las sardinas con espinas; y el jugo de naranja (china) enriquecido con calcio.

Un buen mineral para este mal. "El mineral llamado selenio puede ayudar a proteger a las personas contra el cáncer de colon", opina el Dr. Reddy. En un estudio científico los investigadores determinaron que las personas que consumían 200 microgramos de selenio al día tenían un 60 por ciento menos riesgo de desarrollar cáncer de colon que aquellas que no consumían este mineral. Muchas de las mejores fuentes de selenio no son alimentos que normalmente se comen todos los días. La langosta, los ostiones cocidos, las almejas, el cangrejo y los coquitos de Brasil (castañas de Pará) son cinco de las fuentes más ricas en selenio. Algunos médicos que recomiendan el selenio para prevenir el cáncer de colon tal vez sugieran tomar más de la Cantidad Diaria Recomendada (70 microgramos). Pero cualquiera que tome dosis mayores a 200 microgramos deberá hacerlo bajo supervisión médica, debido a la posible toxicidad de este mineral. *Nota:* Aunque se puede tomar el selenio en forma de suplemento, es mejor obtenerlo de los alimentos.

Brindemos por su salud. . . ¡pero con agua! Los investigadores del Centro Fred Hutchinson de Investigación del Cáncer en Seattle estudiaron a 400 hombres y mujeres de edad madura con antecedentes de cáncer de colon y compararon la alimentación de estos individuos con la de personas en condiciones similares no afectadas por el cáncer. Encontraron que se registraban menos casos de cáncer de colon entre las mujeres que tomaban más de cinco vasos de agua al día. De hecho, el riesgo que presentaban estas mujeres equivalía más o menos a la mitad del que presentaban las mujeres que tomaban menos de dos vasos de agua al día. (Los investigadores no encontraron el mismo efecto protector en los hombres, un hallazgo que según ellos no podrán explicar hasta que se realicen otros estudios de investigación).

Hay que mantenerse en movimiento. En un estudio científico realizado por la Dra. White, las personas que participaban en un programa de ejercicios recreativos de intensidad entre moderada y alta al menos dos veces a la semana tenían un 30 por ciento menos riesgo de contraer cáncer de colon. Docenas de otros estudios científicos han demostrado el mismo tipo de efecto protector. "Uno de los hallazgos más consistentes de los estudios de investigación que se han realizado con relación a la prevención del cáncer de colon es que el ejercicio disminuye el riesgo de desarrollar esta enfermedad", afirma la experta. Y no hace falta inscribirse en un maratón para huirle al cáncer de colon. Treinta minutos de ejercicios aeróbicos, danza o ejercicios con una máquina un par de veces a la semana bastan como medida de protección, opina la Dra. White.

Es posible que los ejercicios protejan el colon contra el cáncer al acelerar el tiempo de tránsito a través del intestino, es decir, el tiempo que tardan las heces en recorrer el intestino. Un menor tiempo de tránsito ayuda a impedir que las sustancias químicas que potencialmente pueden causar cáncer permanezcan mucho tiempo en el colon.

CÁNCER DE PRÓSTATA

La mejor arma es la alimentación

Ningún órgano del cuerpo humano es tan susceptible de desarrollar cáncer como la próstata. Cada año alrededor de 209,900 hombres radicados en los Estados Unidos son diagnosticados con esta enfermedad, lo cual la convierte en el tipo de cáncer más común en el país. Aunque el cáncer de pulmón cobra casi el doble de vidas masculinas al año, el de próstata es el segundo tipo más mortífero de cáncer para los hombres, al causar 41,800 muertes al año.

De hecho esta enfermedad es tan común que casi dos de cada tres hombres de 65 o más años de edad posiblemente estén alojando un microscópico tumor canceroso en su próstata, una glándula del tamaño de una nuez que envuelve la uretra, o sea, el conducto que drena la vejiga. Algunos doctores creen que si los hombres vivieran lo suficiente, todos desarrollarían esta enfermedad.

Lo curioso es que la gran mayoría de los hombres que tienen esta enfermedad nunca lo sabrán. Esto se debe a que el cáncer de próstata por lo común es un tumor de crecimiento muy lento. A menudo tarda de 20 a 30 años en adquirir el tamaño suficiente para ser detectado por cualquiera de las pruebas disponibles actualmente, o bien para causar problemas graves de salud. Para entonces, muchos de los hombres de edad avanzada que albergan estos pequeños tumores han muerto de otras causas, como enfermedades del corazón o derrames cerebrales, explica el Dr. William R. Fair, profesor de Oncología Urológica en el Centro Memorial Sloan-Kettering del Cáncer en la ciudad de Nueva York.

"Evidentemente son muchos más los hombres que mueren *con* cáncer de próstata que a causa del mismo —dice el Dr. Fair—. De modo que si pudiéramos retardar el crecimiento del tumor para que tardara de 40 a 60 años en desarrollarse en lugar de 20 ó 30, esto representaría una cura para muchos hombres".

Los doctores sospechan que unos cuantos cambios en la alimentación pueden ayudar a los hombres a detener el avance de la enfermedad y evitar que esta afección ponga en peligro sus vidas. A continuación le presentaremos algunos protectores de la próstata.

Que se consuma menos grasa en casa. Según el Dr. Fair, una de las mejores cosas que usted puede hacer para reducir el riesgo de que su esposo o cualquier otro hombre importante en su vida desarrolle un cáncer de próstata agresivo es disminuir la cantidad de grasa que él consume, de modo que la grasa represente el 20 por ciento del total de las calorías consumidas a diario (esto equivale a alrededor de 44 gramos de grasa si se consumen 2,000 calorías al día).

Los hombres estadounidenses, que en promedio obtienen de la grasa el 34 por ciento del total de sus calorías, tienen ocho veces más probabilidades de llegar a una fase avanzada del cáncer de próstata que los hombres que viven en el Japón y China, quienes tradicionalmente sólo obtienen de la grasa entre el 10 y el 15 por ciento del total de sus calorías. Además, en el caso de los hombres radicados en estos países orientales la enfermedad se desarrolla con mucha más lentitud y es mucho menos mortífera en comparación con los hombres que viven en los Estados Unidos.

Algunos investigadores han planteado la teoría de que el exceso de grasa provoca un aumento en los niveles de testosterona, la hormona masculina que promueve el crecimiento del cáncer. En unos estudios realizados con animales, el Dr. Fair ha encontrado que una alimentación baja en grasa, es decir, en la que el 20 por ciento de las calorías provienen de esta, prácticamente puede detener la evolución de pequeños tumores.

"Los tumores casi desaparecen —dice el Dr. Fair—. Crecen con tal lentitud que probablemente nunca lleguen a poner en peligro la vida. Y eso, en mi opinión, equivale a prevención".

Ahora bien, ¿cómo puede usted asegurarse de que los hombres importantes en su vida tengan una alimentación en la que sólo el 20 por ciento de las calorías que consumen a diario provengan de la grasa?

Desafortunadamente no es nada fácil. Calcular el porcentaje de las calorías totales que provienen de la grasa es un poco complicado. Para hacerlo hay que contar bien los gramos de grasa que la persona consume a diario y multiplicarlos por nueve, porque cada gramo de grasa contiene nueve calorías. Supongamos que su esposo consume 60 gramos de grasa a diario. Multiplique esto por nueve y da 540. Después se calcula el total de las calorías consumidas a diario. Esto sí es un poco fastidioso, porque hay que apuntar las calorías de todo lo que se come; supongamos que esta cantidad sea 2,500. Se divide 540, la cantidad de calorías que provienen de la grasa, por 2,500, el número total de calorías consumidas a diario, y sale .216. Esto se multiplica por 100 y el resultado es el 21 por ciento, más o menos la cantidad adecuada para prevenir el cáncer de próstata.

Obviamente el problema con esto es que no podemos andar detrás de los hombres para calcular su consumo de grasa y calorías. Tal tarea no es fácil ni cuando se trata de una misma. Entonces ¿qué hacemos?

Lo primero que podemos hacer es tratar de comprar más alimentos bajos en grasa (*low fat*), como queso, leche, crema agria, etcétera. Lea bien las etiquetas de los alimentos para determinar si contienen demasiada grasa. ¿Cuánta es demasiada? Todo depende del peso de su marido. Vea la cajita en la página 41 para averiguar cuántos gramos de grasa debe consumir su marido de acuerdo con su peso corporal. En cuanto sepa esta cantidad podrá controlar un poco más lo que come desde la hora de prepararle la comida.

Además, puede cambiar su forma de cocinar. El aceite es una de las principales fuentes de la grasa que consumimos a diario. Aprenda a cocinar con menos aceite. Por ejemplo, en vez de llenar la sartén de aceite al preparar un bistec, rocíe la sartén ligeramente con aceite en aerosol. Si combina el aceite en aerosol con una sartén antiadherente (*nonstick frying pan*), los alimentos no se pegarán y reducirá en grande la cantidad de aceite que usa y la grasa que se consume en su casa.

Otra opción es hornear los alimentos en vez de freírlos. También puede usar el asador del horno o un asador (parrilla, *grill*) pequeño para la cocina. Tanto la carne como las verduras se pueden asar sin mucha grasa y la comida quedará sabrosa. Todo es cuestión de reducir el aceite y de usar ingredientes bajos en grasa en vez de los normales. Empiece poco a poco para que tanto usted y su esposo como el resto de la familia se vayan acostumbrando. Con el tiempo estarán comiendo a lo saludable y disfrutándolo sin haber notado el cambio para nada. Lo mejor de todo es que la alimentación baja en grasa la protegerá tam-

CUOTAS DIARIAS DE GRASA PARA HOMBRES

A continuación presentamos una lista de las cantidades máximas de grasa que los hombres deben comer según su peso. Por supuesto lo ideal sería que ellos mismos leyeran las etiquetas y se fijaran en la cantidad de grasa que hay en cada alimento, pero este ideal probablemente diste mucho de la realidad. No obstante, si usted se fija bien en las etiquetas al comprar los alimentos y hace unos cuantos cálculos, podrá asegurarse de que su marido coma bien sin que se dé cuenta. Además, al comprar alimentos bajos en grasa usted y el resto de la familia también se beneficiarán. No sólo mantendrán un peso sano sino que también se cuidarán contra un montón de enfermedades, entre ellas la diabetes, el cáncer de mama y las cardiopatías.

Peso (lb/kg)	Cuota de grasa (g)
130/59	40
140/63	44
150/68	46
160/72	49
170/77	53
180/81	55
190/86	60
200/90	62

bién a usted de muchas enfermedades y evitará que haya sobrepeso en la familia.

Que rechacen la roja. La carne de res y otras carnes rojas están atestadas de grasas saturadas, un tipo de grasa que se ha vinculado con el desarrollo de diversos cánceres, entre ellos el de próstata. En un estudio realizado con 51,000 hombres estadounidenses, los que comían la mayor cantidad de carne roja tenían una probabilidad 2.6 veces mayor de llegar a una fase avanzada del cáncer de próstata que los hombres que evitaban comer carne.

Según informa el Dr. Fair, existe la teoría de que la grasa de la carne roja provoca la producción de prostaglandinas (sustancias parecidas a las hormonas), las cuales estimulan el crecimiento del cáncer de próstata.

"Personalmente no como carne roja y creo que es lo mejor que uno puede hacer, dado el vínculo que aparentemente existe entre el consumo de carne roja y el cáncer de próstata —dice el Dr. Fair—. Si usted no es capaz de vivir sin ella, cómala sólo una vez al mes para darse el gusto y escoja algún corte que casi no tenga grasa, como el *filet mignon*, el cual tiene menos grasa que un bistec *T-bone*".

Otros cortes bajos en grasa son el *eye of round* y el bistec *top round*. Los cortes latinoamericanos no corresponden a estos; por lo tanto, si usted vive en Latinoamérica vaya a una tienda especializada en cortes estadounidenses o bien busque cortes de carne roja del lomo, la parte más baja en grasa del animal.

Hay que pescar para proteger la próstata. Una razón por la cual en China es poco común que el cáncer de próstata llegue a una fase avanzada podría ser la cantidad de pescado incluida en la alimentación tradicional de este país. Un estudio de investigación comparó las tasas de cáncer de los hombres estadounidenses con las de los hombres que viven Shanghai, China, donde la alimentación diaria incluye hasta tres veces más pescado. La tasa de cáncer de próstata en los hombres estadounidenses fue 25.9 veces mayor que la registrada en los hombres chinos.

En un estudio de laboratorio señalado por el Dr. Fair, un grupo de animales recibió una alimentación especial enriquecida con aceites omega-3, o sea, los aceites "saludables" que se encuentran en muchos pescados. Los tumores de la próstata desarrollados por estos animales alcanzaron sólo un cuarto del tamaño de los tumores presentados por los animales no alimentados con aceites omega-3.

Por lo tanto es buena idea preparar al menos dos raciones semanales de pescado rico en aceites omega-3, como salmón o atún, sugiere el Dr. David Rose, director adjunto y jefe de la división de Nutrición y Endocrinología en la Fundación Estadounidense para la Salud ubicada en Valhalla, Nueva York. Aunque no se tenga la costumbre de comer estos pescados hay muchas formas de integrarlos a la alimentación. Tanto el salmón como el atún quedan bien a la parrilla, y el atún tipo albacora de lata queda rico en un sándwich (emparedado) o en una ensalada con un poco de mayonesa baja en grasa.

Descubra las bondades de la soya. En lugar de carne trate de servir *tofu*, miso u otros alimentos de soya con las ensaladas, cacerolas (guisos) y sopas, sugiere el Dr. Fair. Los hombres japoneses comen grandes cantidades de alimentos elaborados con soya, beneficiándose de su alto contenido de genisteína y genistina, dos sustancias que pueden ayudar a mantener bajo control el cáncer de próstata, según lo ha demostrado un estudio de investigación.

Los investigadores sospechan que los fitoestrógenos que se encuentran en los alimentos de soya tal vez reduzcan la producción de testosterona, la hormona sexual masculina que según se cree acelera el crecimiento del cáncer de próstata. Puede que los fitoestrógenos también eviten el crecimiento de los capilares sanguíneos que normalmente se forman alrededor de los tumores de la próstata. En ausencia de estos capilares para nutrirlo, el tumor se las ve difíciles para crecer.

Otras formas de servir más soya en casa es comprando salchicha de soya (*soysage*) o hamburguesas de soya. Saben a carne y sirven para preparar albóndigas, picadillo, papas rellenas, tacos y otros platillos que normalmente llevan chorizo o carne de res molida.

Arrebátelo con tomates. En un estudio realizado por la Escuela de Salud Pública de Harvard se llevó un registro de los hábitos alimenticios de casi 50,000 profesionales de la salud durante más de seis años. Los investigadores llegaron a la conclusión de que el licopeno, un compuesto antioxidante que le confiere al tomate (jitomate) su distintivo color rojo, ayuda a combatir el cáncer.

Tan sólo dos raciones semanales de alimentos hechos con salsa de tomate cocida pueden ayudar a los hombres a disminuir a la mitad el riesgo de desarrollar un cáncer de próstata agresivo, dice el Dr. Edward Giovannucci, profesor adjunto de Medicina y Nutrición de la Escuela de Medicina de Harvard y la Escuela de Salud Pública de Harvard.

El licopeno también se encuentra en el tomate crudo y otras frutas y verduras, como la toronja (pomelo) roja y la sandía. Sin embargo, la salsa de tomate cocida parece ofrecer los mayores beneficios. Los investigadores han encontrado que cuando la salsa de tomate se prepara con un poco de aceite de oliva se facilita la absorción de mayores cantidades de este antioxidante por el cuerpo.

Por lo tanto, sirva espaguetis y otros platos principales preparados con salsa de tomate dos o tres veces a la semana, sugiere el Dr. Fair. Pero evite agregarles los ingredientes altos en grasa que tan a menudo acompañan esta salsa, como el salchichón (chorizo italiano), el queso y las albóndigas saturadas de grasa. (Cuando haga un pedido a su pizzería favorita, pídales que no le pongan mucho queso y que omitan los ingredientes de carne).

CARIES

¡A aprovechar los alimentos anticaries y los *tips* de limpieza!

Las personas no nacen con bacterias *Streptococcus mutans* en la boca. Pero más o menos al empezar a salirle dientes a un bebé, un solo beso de uno de sus padres basta para que los gérmenes que causan las caries se instalen a vivir en sus dientecillos. A partir de ese momento, estas bacterias viven constantemente con hambre, generando un potente ácido que disuelve el esmalte de los dientes. Es por eso que la mayoría de las personas tenemos tapaduras, dice David Kennedy, D.D.S., un dentista y presidente de la Asociación de Salud Dental Preventiva en San Diego.

Pero no hay por qué permitir que salga ni una caries más. Las caries se pueden empezar a prevenir desde hoy. De hecho, desde la próxima comida.

Una alimentación que nos hará sonreír

Los expertos han identificado ciertos alimentos que pueden evitar la descomposición de los dientes. "En efecto, seleccionar alimentos más nutritivos probablemente sea igual de importante que evitar los alimentos que provocan las caries, como el azúcar y otros alimentos pegajosos", dice Dominick DePaola, D.D.S., Ph.D., presidente del Centro Dental Forsyth en Boston, Massachusetts. Los mejores alimentos para mantener las bacterias bajo control son los siguientes.

Queso para combatirlas. Durante cinco minutos después de haber comido una merienda (botana, refrigerio, tentempié) dulce es bueno mordisquear 1 onza (28 g) de queso bajo en grasa o sin grasa, aconseja el Dr. DePaola. Comer un poco de queso añejo, como por ejemplo queso *Cheddar* o queso *Monterey Jack*, estimula el flujo de saliva, la cual contiene amortiguadores que neutralizan los ácidos que provocan las caries. Además, el queso contiene unos componentes específicos que pueden ayudar a impedir que el esmalte se disuelva.

Que mastiquen una manzana. Cualquier fruta o verdura cruda y crujiente puede ayudar a retardar la descomposición de los dientes. "Debido a que contienen mucha fibra y son crujientes, las frutas y verduras crudas eliminan una parte de las bacterias y la placa dentobacteriana, por lo que con sólo comerlas se obtiene el beneficio de la limpieza", dice Heidi K. Hausauer, D.D.S., profesora clínica adjunta de Odontología en la Escuela de Odontología del Pacífico en San Francisco, California. Pues ahora ya sabe qué poner de postre cuando les prepare los almuerzos a sus hijos y su esposo. También sabe qué llevarse cuando vaya de compras al supermercado. Unas manzanitas probablemente le salgan más económicas que la chatarra y quizás hasta le ahorren un poco de dinero con el dentista.

Sazón para la sonrisa. Si usted es mexicana, de seguro que este consejito le gustará. Resulta que lo picante, en particular los chiles jalapeños, provoca que se nos haga agua la boca. Según la Dra. Hausauer, este exceso de saliva ayuda a neutralizar los ácidos corrosivos y a limpiar los dientes. Por lo tanto siga sirviéndoles esa salsita picante, chiles en nogada o chiles rellenos de elote a su familia. Y si usted no es mexicana, aun así le conviene y no le será difícil aprovechar este consejo. Por ejemplo, pruebe unos nachos bajos en grasa con salsa picante o pida que le pongan unos cuantos pedazos de chile jalapeño a la pizza. Toda su familia se estará cuidando la salud mientras deleitan sus paladares con nuevos sabores. Ahora bien, hay que estar preparado para la "picapica". Cuando coma alimentos con chile o salsa picante tenga a la mano productos lácteos, como por ejemplo leche, yogur, queso o helado. Todos estos alimentos neutralizan la capsaicina, el componente que les da su picor a los chiles.

También se puede aprovechar el yogur. El yogur natural sin grasa es una excelente fuente de calcio. No sólo ayuda a que los pequeñines desarrollen dientes fuertes sino que también les fortalece los huesos de la mandíbula que los sostienen. Lo mejor es olvidarse de los yogures con azúcar y frutas; en lugar de eso, mezcle yogur natural sin grasa con fruta fresca. El yogur también es fabuloso para acompañar unas papas al horno o como base para hacer *dips*, comenta la Dra. Hausauer.

Cuidado con los alimentos pegajosos. Los plátanos amarillos (guineos, bananas) y las pasas, si bien son nutritivos y buenos para la salud general del cuerpo, no necesariamente les convienen a los dientes, dice Sheila A. Mundorff-Shrestha, profesora adjunta de Odontología de la Universidad de Rochester en Nueva York. Mundorff-Shrestha y su equipo de investigadores encontraron que estos dos saludables alimentos causan casi el mismo daño en el esmalte de los dientes que las magdalenas (mantecadas, panquecitos, *cupcakes*) y mucho más que una barra de chocolate.

Pero tampoco se recomienda que las personas dejen de comer plátanos amarillos o pasas y empiecen a devorar papitas fritas. Sólo procure que tanto usted y su esposo como los chamacos se laven los dientes o se

CONTROLE EL CONSUMO DE ESTAS COMIDAS

El esmalte dental es más vulnerable a los alimentos altos en azúcar o almidón y a los alimentos pegajosos. En la siguiente lista, proporcionada por Sheila A. Mundorff-Shrestha, profesora adjunta de Odontología de la Universidad de Rochester en Nueva York, los alimentos se califican de acuerdo con su capacidad para producir caries. Entre mayor sea el número, peor es el alimento para los dientes. Si el número es de más de 0.5, la probabilidad de que el alimento cause caries es de moderada a alta. Por lo tanto, quizá sea una buena idea restringir la cantidad de estos alimentos que comen sus hijos, su esposo y usted.

- Frituras de maíz (*corn chips*)   0.4
- Postre de gelatina   0.4
- Cacahuates (maníes)   0.4
- Yogur   0.4
- *Pretzels*   0.5
- Mezcla de frutas secas y nueces   0.6
- Papitas fritas   0.6
- Galletas saladas   0.6
- *Donuts* (donas)   0.7
- Galletas *graham*   0.8
- Chocolate   0.8
- Pan   0.9
- Cereal *granola*   1.0
- Azúcar   1.0
- Plátano amarillo (guineo, banana)   1.1
- Papas a la francesa   1.1
- Magdalenas (mantecadas, panquecitos, *cupcakes*)   1.2
- Pasas   1.2

enjuaguen la boca después de comer alimentos pegajosos. También limite las meriendas (refrigerios, botanas, tentempiés) frecuentes durante el día, dice Mundorff-Shrestha.

Cancele las caries con chicle. Cada vez existen más pruebas de que es posible reducir el riesgo de desarrollar caries al mascar un chicle durante 20 minutos después de cada comida. Bradley Beiswanger, D.D.S., profesor de Biología Oral de la Universidad de Indiana en Indianapolis, realizó un estudio con 1,400 jóvenes. La mitad que mascó chicle sin azúcar dos o tres veces al día después de las comidas desarrolló un número significativamente menor de caries que la otra mitad que no mascó chicle. Por lo tanto, siempre traiga chicle sin azúcar en su carro, bolsa o cartera. Así podrá mantener entretenidos a los pequeños y protegerlos contra las caries al mismo tiempo.

Cómo se deben limpiar para que puedan brillar

Desde los palillos hasta los irrigadores orales existe una variedad asombrosa de auxiliares —tanto rudimentarios como de alta tecnología— para ayudar a que los dientes se mantengan lo suficientemente limpios como para prevenir las caries. Y a continuación aparecen algunas instrucciones sabias para usarlos con la mayor eficacia posible.

Que se concentren en el "cuello". "Si uno mira un diente de arriba abajo, las dos terceras partes superiores de la superficie de masticación están relativamente libres de placa dentobacteriana, gracias a la acción de la masticación", dice el Dr. Kennedy. Pero las bacterias que viven alrededor del cuello del diente, es decir, en la parte más cercana a la encía, no son eliminadas al masticar. Para limpiar el cuello del diente durante el cepillado, el Dr. Kennedy recomienda la siguiente técnica.

Se dirige el cepillo de dientes de modo que las cerdas estén ligeramente inclinadas hacia abajo y hacia adentro de la encía en el caso de los dientes inferiores, y ligeramente hacia arriba en el caso de los dientes superiores. Cuando las cerdas entren en contacto con el diente se doblarán ligeramente hacia adentro de la encía. Luego, en lugar de cepillar, se empuja el cepillo contra el diente con suavidad y se mueve ligeramente de un lado al otro, para permitir que las cerdas se introduzcan en el espacio que hay entre los dientes. "Con esto se limpiarán las bacterias causantes de caries que se encuentran sobre el diente alrededor de la línea de la encía —dice el Dr. Kennedy—. Como también es el lugar donde están los gérmenes que provocan las enfermedades de la encía, esta técnica de cepillado asimismo ayudará a prevenir este problema".

A ver quién mueve los hilos. Para limpiar los dientes completamente es necesario meterse en los espacios entre ellos. Para lograr esto hay que usar el hilo dental, dice el Dr. Kennedy. Estas son las instrucciones que él da para eliminar los gérmenes con un hilito.

Primero se debe sacar un pedazo de hilo dental de 2 pies (60 cm) de largo de su cajita, pues si se usa un hilo más corto será muy difícil agarrarlo. Luego se enrolla gran parte del hilo alrededor del dedo medio de una mano y un poco de hilo alrededor del dedo medio de la otra mano (sin apretar demasiado, para evitar que se pongan morados los dedos). Los dedos medios se enroscan hacia las palmas de las manos de modo que el hilo dental se tense entre ambas manos, y los dedos índice y pulgares se utilizan para guiar el hilo mientras se limpia los dientes. Cuando el hilo dental esté entre los dientes, se usan el dedo índice y el pulgar para guiarlo de modo que forme un semicírculo alrededor del diente y luego se desliza el hilo de arriba hacia abajo y de adelante hacia atrás. "En esencia el hilo dental debe utilizarse del mismo modo que se usa una toalla para secarse la espalda, con la diferencia de que en este caso el hilo raspa la mugre para eliminarla del diente", afirma el Dr. Kennedy. Si el hilo dental empieza a raerse se deberá desenrollar un tramo corto de un dedo y enrollarlo en el otro, como si fuera una cinta de máquina de escribir.

Con irrigador para que quede mejor. Es una buena idea usar un irrigador oral después del cepillo de dientes y el hilo dental, sugiere el Dr. Kennedy. "Una vez que los gérmenes se hayan desprendido del diente, hay que mandarlos al caño". El dentista recomienda las marcas que tienen la punta de goma (hule), porque estas "llegan a los lugares donde tienden a acumularse las bacterias, especialmente en la parte más cercana a la línea de la encía, y las eliminan con el chorro del agua". Consulte a su dentista para averiguar cuál es el tipo que más le conviene a usted y a sus seres queridos.

Que se les haga agua la boca. La saliva es una sustancia natural que combate las caries. Debido a que algunos medicamentos pueden secar la boca es importante informar al dentista acerca de cualquier fármaco que usted o alguno de sus seres queridos esté tomando. Si no es posible cambiar de medicamento es importante trabajar más duro para estimular el flujo de la saliva y mantener la boca superlimpia. Por ejemplo, se pueden chupar dulces sin azúcar o mascar chicle sin azúcar o con xilitol y también tomar mucha agua a sorbos. El dentista sabrá qué productos evitan que se seque la boca, como enjuagues bucales o saliva artificial, sugiere el Dr. Kennedy.

CASPA

Cómo eliminar las escamas
y evitar que regresen

La epidermis, o sea, la capa externa de la piel, se renueva constantemente. Se va despojando de las células muertas en su superficie y las reemplaza con células nuevecitas generadas en las capas inferiores de la piel. En general este proceso se lleva a cabo a un ritmo normal y ordenado. No obstante, a veces la piel del cuero cabelludo se emociona y empieza a despojarse de las células viejas a una velocidad alarmante. Debido a que esto ocurre con tal rapidez que las células ni siquiera tienen tiempo para separarse unas de otras, se desprenden por montones, o mejor dicho en forma de escamas. En otras palabras, terminamos con caspa decorando los hombros de nuestra chaqueta negra nueva.

Tener caspa es una tragedia para alguien que quiere estar siempre a la moda, pero no hay por qué preocuparse. Es posible evitar que la piel del cuero cabelludo se acelere de esta manera. Ahora le explicaremos cómo evitar que la caspa vuelva a salirse de control.

Primero, hay que lavarse el cabello a diario. "La prevención de la caspa puede ser similar al cuidado que debe darle a sus dientes —dice la Dra. Diana Bihova, una dermatóloga con consulta privada en la ciudad de Nueva York—. Al igual que necesita cepillarse los dientes y usar el hilo dental a diario para evitar la acumulación de placa dentobacteriana, lo único que probablemente tenga que hacer para evitar la caspa es lavarse el cabello a diario, usando cualquier champú normal".

Sigue el selenio. Sin embargo, lavarse el cabello a diario tal vez no sea suficiente para algunas personas. En este caso hay que usar un champú terapéutico. Hay muchos tipos disponibles y generalmente se venden como champús anticaspa.

Los champús anticaspa contienen diversos principios activos. Antes de escoger el tipo más conveniente hay algunas cosas que deben tomarse en cuenta.

Para empezar es bueno usar un champú anticaspa que contenga sulfuro de selenio (*selenium sulfide*), sugiere la Dra. Bihova. "Este es uno de los mejores componentes para evitar la caspa porque retarda la velocidad acelerada a la cual maduran las células de la piel de su cuero cabelludo, siendo este el proceso que genera la caspa".

Sin embargo, no se debe usar a diario. Los champús anticaspa son fuertes medicamentos para el cuero cabelludo. También pueden dañar el cabello, resecándolo y haciéndolo quebradizo. Para no maltratar el cabello, la Dra. Bihova dice que el champú anticaspa sólo debe usarse una o dos veces por semana, alternándolo con un champú normal los demás días.

También existen otras alternativas. Si cierto champú anticaspa no da resultados no se debe pensar que ninguno funcionará. Quizá sólo haya que usar un champú con un principio activo diferente. Por desgracia el sulfuro de selenio no les sirve a todas las personas. Si se usa durante dos meses sin ver resultados, la Dra. Bihova recomienda probar un champú con alguno de los siguientes principios activos: piritionato de cinc (*zinc pyrithione*), azufre (*sulfur*), ácido salicílico (*salicylic acid*) o alquitrán de hulla (*coal tar*). La dermatóloga sugiere que se siga probando, porque casi todas las personas encontrarán algún champú vendido sin receta que les funcione.

Sin ninguno funciona se debe consultar al médico. Cuando ninguno de los champús anticaspa vendidos sin receta son lo suficiente-mente fuertes para evitar la caspa, quizá haya que probar algún champú tan fuerte que sólo se vende con receta médica. La Dra. Bihova sugiere consultar a un dermatólogo para que él recete el champú que la persona en casa que sufre de caspa necesita.

Cuidado con el regreso de eso. Algunas personas encuentran un champú anticaspa que les funciona, pero sólo durante algún tiempo. Des-pués de un par de meses sin caspa esta regresa, al igual que Drácula siempre resucitaba en película tras película. "El cuero cabelludo se acos-tumbra al principio activo y este deja de funcionar", dice la Dra. Bihova. En este caso habrá que cambiar a un champú anticaspa con un principio activo diferente.

El enjuague inmediato se debe evitar. Para obtener la máxima eficacia hay que dejarse el champú anticaspa durante por lo menos tres minutos, indica la Dra. Bihova.

Hay que concentrarse en el cuero. "Algunas personas se entusias-man demasiado y tratan de ponerse demasiado champú en el cabello —dice la Dra. Bihova—. Deben usar un acondicionador para el cabello. El cham-pú anticaspa es para el *cuero cabelludo*". Se debe aplicar enérgicamente.

Sayonara sombrerito. Usar sombrero puede estimular el proceso que genera la caspa, dice la Dra. Bihova. Por lo tanto, siempre que se pueda hay que dejar el sombrero en casa.

COLESTEROL ALTO

Que triunfe el "bueno" contra el "malo"

Muchas personas asocian el colesterol casi automáticamente con problemas de salud, como si fuera dañino en sí mismo. Pero no es así. Primero que nada hay que aclarar que existen dos tipos de colesterol: el conformado por lipoproteínas de baja densidad (o *LDL* por sus siglas en inglés) y el conformado por lipoproteínas de alta densidad (o *HDL* por sus siglas en inglés). El colesterol del tipo LDL es el malo de la película, el que desencadena el proceso que termina tapando las arterias. Si uno no se cuida, el daño causado por el LDL produce una acumulación de placa ateromatosa (o sea, depósitos grasientos en las arterias), lo cual a su vez conduce a enfermedades cardíacas. Más de 100 estudios científicos demuestran que a mayor LDL, mayor riesgo de sufrir un ataque cardíaco.

Pero el colesterol del tipo HDL es harina de otro costal. Realmente les conviene al corazón y a las arterias. De la misma forma en que el sacaborrachos (sacabullas, *bouncer*) de una discoteca agarra y bota a los que arman bronca, el HDL agarra al LDL y ayuda a sacarlo de la sangre. Entre mayor sea el nivel de HDL, *menor* será el riesgo de desarrollar una enfermedad del corazón.

"La forma de prevenir las enfermedades del corazón es manteniendo niveles altos de HDL y niveles bajos de LDL", dice el Dr. Michael Miller, profesor de Cardiología Preventiva de la Universidad de Maryland en Baltimore. Hay varias cositas que usted puede hacer para ayudar a un familiar —o a sí misma— a conquistar el colesterol y evitar las cardiopatías.

Hay que saber comer

Cuando se come bien se reducen los niveles de LDL en la sangre. Esto significa mantener al mínimo el consumo de colesterol dietético y grasa saturada, porque este tipo de grasa interfiere con el proceso mediante el cual el hígado descompone el LDL. Como resultado aumentan los niveles de LDL en la sangre. Aquí está lo que se necesita hacer desde el punto de vista alimenticio.

Cuidado con la carne. La carne de res no es mala, dice la Dra. Margo Denke, profesora de Medicina del Centro Médico del Sudoeste en la Universidad de Texas en Dallas. "Pero escoja cortes magros (bajos en grasa), como el *flank steak*, el *round steak*, el *filet mignon* o algún corte magro de *tenderloin*", recomienda. No compre carne de res grasosa como costillas o pecho. Siempre escoja carne *select grade* (selecta), la cual contiene menos grasa que la carne *choice* (superior) o *prime* (de primera calidad). Asimismo, examine la carne cuando la esté comprando. Si tiene mucha grasa, córtesela cuando llegue a casa. Cuando esté comprando carne molida, elija *ground round* (bistec de rueda molido), el cual contiene la menor cantidad de grasa.

En cuanto a otras carnes, los cortes más magros de carne de puerco son el *tenderloin* (que corresponde al lomo en muchos países latinos), el *sirloin* (que corresponde al solomillo en muchos países latinos) y el *top loin* (que corresponde al lomo superior en muchos países latinos). Los productos procesados de puerco como el tocino, el salami, la salchicha y los *hot dogs* tienen un alto contenido de grasa. Los cortes más magros de cordero son el *leg shank* (la espinilla) y el *foreshank* (brazuelo).

(Hemos usado los nombres de los cortes en inglés porque la doctora recomienda específicamente estos cortes estadounidenses. Además, en Latinoamérica los cortes de carne son muy distintos de los estadounidenses y varían de país en país. Si vive en Latinoamérica y desea comprar cortes de carne más sanos, diríjase a una tienda especializada en cortes estadounidenses o pida cortes del lomo de res o de cerdo, que es la parte más magra de estos animales, o bien de la pierna en el caso del cordero).

Prepare más pescado. "Para prevenir un alto nivel de colesterol del tipo LDL se debe incluir más pescado en la alimentación," dice Wahida Karmally, R.D., directora de nutrición del Centro Médico Columbia-Presbyterian en la ciudad de Nueva York. El pescado es mucho más bajo en grasa saturada y colesterol que la carne roja o la de ave. Los pescados grasos como el salmón, la caballa (macarela, escombro) y el arenque contienen ácidos grasos omega-3. Varios estudios de investigación indican que estos ácidos grasos pueden ayudar a proteger a las personas contra las enfermedades del corazón.

Ojo con los aceites. La mantequilla y la manteca están llenitas hasta el tope de grasa saturada y la verdad es que rara vez se necesitan para cocinar. En cambio, cocine con pequeñas cantidades de aceites líquidos. Los aceites de maíz (choclo), alazor (cártamo), sésamo (ajonjolí), frijol (habichuela) de soya y girasol contienen grasas poliinsaturadas, las cuales no contribuyen a incrementar los niveles de LDL, como lo hacen las grasas saturadas. Y dos aceites, el de *canola* y el de oliva, son altos en grasas monoinsaturadas, las cuales disminuyen el nivel de colesterol. Pero asegúrese de que no se le pase la mano. Todos los aceites contienen la misma cantidad de grasa, unos 14 gramos por cucharada, y no es saludable consumir mucha grasa, sea monoinsaturada o no.

NUMERITOS Y NIVELITOS SANITOS

¿Con cuánta frecuencia hay que revisarse los niveles de colesterol? ¿Cuáles son los números que se deben conocer?

Para empezar hay que revisarse los niveles básicos de colesterol/triglicéridos/lipoproteínas de alta densidad (o *HDL* por sus siglas en inglés) a los 20 y pico años de edad, indica el Dr. Paul N. Hopkins, profesor de Medicina en la Universidad de Utah en Salt Lake City. Si no aparece ningún problema no es necesario volver a hacerse la prueba hasta después de los 40 años de edad. Si a los 40 años de edad también se obtienen resultados normales hay que hacerse el análisis del colesterol cada cinco años a partir de ahí.

Siempre y cuando los resultados sigan siendo normales no hay necesidad de hacerse revisiones más frecuentes. Pero es importante conocer el nivel del colesterol conformado por las lipoproteínas de baja densidad (o *LDL* por sus siglas en inglés), el "malo" que causa las enfermedades del corazón; el de los triglicéridos, que también contribuyen a las enfermedades del corazón; el del colesterol del tipo HDL o "bueno" que elimina el LDL de la sangre; y el del colesterol total. Hay que tirarles a los siguientes números.

Nota: Si usted o algún familiar suyo ya ha sufrido un ataque al corazón o tiene diabetes, su nivel de LDL debe ser de 100 o menos.

Colesterol del tipo LDL: 130 o menos
Colesterol del tipo HDL: 35 o más
Colesterol total: 200 o menos
Triglicéridos: menos de 200

Si sus números o los de un familiar suyo se salen de este rango ideal, pregúntele al doctor con qué frecuencia debe hacerse sus análisis de colesterol, sugiere el Dr. Hopkins.

Abajo con los ácidos. La margarina es una fuente de ácidos transgrasos, los cuales se forman cuando un aceite líquido se endurece durante su procesamiento. Los fabricantes hacen esto para que las pastas como la margarina sean más blandas y fáciles de untar. Estos ácidos grasos no sólo incrementan los niveles de LDL sino que también disminuyen los niveles de HDL. Son muy comunes en los productos horneados. Para identificar un producto que contiene ácidos transgrasos, revise la etiqueta del empaque para ver si la lista de ingredientes incluye las palabras "*hydrogenated fat*" (grasa hidrogenada) o "*hydrogenated oil*" (aceite hidrogenado).

Si no puede prescindir de la margarina, Karmally sugiere que opte por una marca hecha con aceite de *canola*. O elija alguna variedad de margarina líquida o suave (en tubo) baja en grasa, la cual contiene más aceites no hidrogenados e insaturados que la margarina de barrita, explica la nutrióloga.

Que "menos yemas, menos problemas" sea su lema. Cada yema de huevo contiene la alarmante cantidad de 213 miligramos de colesterol, es decir, más o menos lo que se encuentra en 9 onzas (252 g) de carne de res. "Para ayudar a evitar un alto nivel de LDL recomiendo no consumir más de dos a cuatro yemas por semana", dice Karmally.

Las claras de huevo no tienen problema, pues no contienen colesterol. En las recetas que piden un huevo, este se puede sustituir por dos claras, sugiere Karmally.

Estrategias "estilísticas"

Diversos factores correspondientes al estilo de vida de las personas influyen en los niveles de colesterol. El peso y los hábitos de ejercicio pueden tener mucho que ver con el problema. Otras influencias son las bebidas alcohólicas y el cigarrillo. A continuación nuestros expertos comparten sugerencias que tanto usted como sus familiares podrán probar para "dar de baja" al colesterol alto.

Hay que pensar en el peso. Cuando una persona sube de peso se pueden incrementar los niveles de colesterol del tipo LDL y de triglicéridos y también es posible que bajen los niveles de colesterol del tipo HDL. "El que quiere prevenir los problemas del colesterol alto no debe subir de peso", dice Karmally. Si usted o un ser querido suyo tiene sobrepeso, vea ese capítulo en la página 160 para aprender cómo empezar a perder peso de forma efectiva y sana.

El ejercicio es esencial. "Eleve la frecuencia cardíaca y manténgala elevada caminando rápidamente o haciendo cualquier otro tipo de ejercicio aeróbico como andar en bicicleta o correr —indica el Dr. Miller—. Esto provocará un aumento del 5 al 30 por ciento en los niveles de colesterol del tipo HDL". El ejercicio contribuye a este aumento en el HDL al mejorar la eficiencia del cuerpo para descomponer las grasas de la sangre o triglicéridos, las moléculas a partir de las cuales se construye el HDL. El Dr. Miller recomienda hacer ejercicio durante 20 a 30 minutos tres o más veces a la semana.

Todo esto parece muy bien, pero cumplir con esta recomendación es harina de otro costal. Sin embargo, "hacer ejercicio" no necesariamente significa tener que pasar horas en el gimnasio. Toda la familia puede hacer cosas juntos y ejercitarse más al mismo tiempo. Por ejemplo, pueden jugar con los chamacos en el parque. O pueden ir todos de excursión al bosque o a andar en bicicleta. Bailar es otro ejercicio excelente; lo mismo cumbia que salsa o merengue u otro tipo de música bailable es divertido y ayuda a quemar calorías. Si hay una mascota en casa, otra opción para hacer más ejercicio sería sacarla a pasear al parque. Y no se debe de olvidar que caminar es uno de los mejores ejercicios que hay y se puede hacer casi en cualquier lugar. Se puede caminar por el barrio o en el centro comercial, lo cual puede ser muy divertido si hay que ir de compras. Finalmente, no hay que ejercitarse por 30 minutos a la vez, truene o relampaguee. Se puede caminar 10 minutos por la mañana, otros 10 por la tarde y otros 10 después de cenar. Así los 30 minutos se acumulan fácilmente y aún habrá tiempo para realizar los quehaceres diarios. Es sólo cuestión de pensar en actividades agradables y hacerlas.

Después de un par se debe parar. Existen pruebas de que el consumo de aproximadamente 1 onza (30 ml) de alcohol al día puede incrementar el nivel de colesterol "bueno" del tipo HDL, según afirma el Dr. Miller. (Una onza/30 ml de alcohol equivale a dos copas de 4 onzas/120 ml de vino, dos vasos de 12 onzas/360 ml de cerveza, o dos tragos de 1½ onzas/45 ml de licor).

Pero no se debe empezar a decir "¡Salud!" por cuestiones de salud. "Un cardiólogo que les indica a las personas abstemias que empiecen a tomar alcohol para controlar su nivel de colesterol no está haciendo una recomendación viable", dice el Dr. Miller.

Una de cada cinco personas que empiezan a tomar alcohol se convierte en un bebedor problemático, señala el Dr. Miller. Y tomar alcohol en exceso implica peligros serios para la salud. Si se toman más de dos copas al día se enfrenta el riesgo adicional de presentar derrames cerebrales, hipertensión (presión arterial alta) y diversos tipos de cáncer.

Dejar de fumar también puede ayudar. El humo del cigarrillo oxida el colesterol del tipo LDL y así incrementa la probabilidad de que se forme la placa ateromatosa que tapa las arterias. "Si uno deja de fumar, después de dos años su riesgo de presentar un ataque cardíaco disminuye al mismo nivel de riesgo que presenta una persona que nunca ha fumado", dice el Dr. Paul N. Hopkins, profesor de Medicina en la Universidad de Utah en Salt Lake City. Por lo tanto, si usted o un familiar suyo fuma, debe tratar de buscar la manera de quitarse este vicio.

Nota: Para aprender más acerca de las medidas naturales que reducen el colesterol, llame al 1-800-424-5152 y pregunte por *Curas para el colesterol alto,* otro libro de esta serie.

CONJUNTIVITIS

Ojo con los ojos rojos

La conjuntiva es la delgada membrana mucosa que recubre y protege los ojos y la superficie interna de los párpados. Cualquier inflamación —causada por virus, bacterias o incluso por el contacto inadvertido con jabón a la hora de ducharse— de esta barrera sensible se conoce como conjuntivitis.

Claro que si un poco de jabón entra a los ojos, estos se pueden enjuagar y la conjuntivitis desaparece en un par de minutos. Pero si la conjuntiva se infecta (lo que en inglés comúnmente se conoce como *pinkeye*) los síntomas son mucho peores que un poco de ardor, aparte de que duran mucho más tiempo.

La conjuntivitis viral trae consigo el enrojecimiento de los ojos, la sensación de tener basuritas en los ojos y lagrimeo. La conjuntivitis bacteriana produce enrojecimiento de los ojos y los llena de pus. Al igual que el resfriado (catarro), estos tipos de conjuntivitis tienden a sanar más o menos en una semana. Pero si no se tiene cuidado es posible infectar, mientras tanto, a los familiares y amigos. Y no les va a gustar nada tener que interrumpir sus actividades, porque muchas escuelas y oficinas no permiten que las personas con esta infección altamente contagiosa asistan a estos lugares.

La conjuntivitis infecciosa no siempre es tan leve como un resfriado. La infección puede pasar a la córnea, la capa del ojo que está debajo de la conjuntiva. Una infección de la córnea puede provocar visión borrosa o nublada durante semanas o meses e incluso arruinar la córnea, haciendo necesario un trasplante.

Afortunadamente hay formas tanto de prevenir el contagio como de evitar que se extienda si ya se dio. Échele un ojo a lo que sigue, pues aquí le damos sugerencias para ambos casos.

Con una lavadita no hay problemita. Debido a que el virus o la bacteria generalmente le pide aventón (pon) a la mano de la persona infectada, cualquier cosa que toque esta persona se convierte en zona contaminada. Si alguien más llega a tocar algo dentro de esta zona, ya sea un utensilio, un timbre o un teléfono, puede que se lleve al agente infeccioso de paseo. Y cuando aterriza en el ojo, la conjuntiva estará en problemas. ¿La mejor manera de cancelar ese itinerario infeccioso? Lave sus manos con frecuencia (y asegúrese de que sus hijos y su esposo hagan lo mismo), aconseja el Dr. Richard Koplin, profesor de Oftalmología en la Universidad de Medicina de Nueva York en Valhalla. "Esto es particularmente importante si usted les estrecha la mano a muchas personas y da vuelta a muchas perillas".

Que se evite tocarse los ojos. "Debe mantener las manos alejadas de los ojos, de modo que no se los infecte con algo que traiga en ellas", dice el Dr. Koplin. Si es necesario que se talle sus ojos o los de sus hijos, utilice un pañuelo desechable en lugar de hacerlo con los dedos.

Gel para ejecutarlos. El Dr. Koplin recomienda utilizar un gel antibacteriano para manos para evitar contagiarse de la conjuntivitis de otra persona. Los estudios científicos de investigación han demostrado que los geles antibacterianos instantáneos —como el *Vaseline Antibacterial Hand Lotion*, el *Suave Antibacterial Hand Lotion* o el *Bath and Body Works Protective Antibacterial Hand Lotion*, disponibles en las farmacias y tiendas especializadas— son bastante eficaces para matar las bacterias y la mayoría de los virus, afirma el Dr. Koplin.

"Póngase un poco de gel en la palma de la mano, distribúyalo bien por ambas manos y en unos cuantos segundos se evaporará. Puede guardar un frasco de gel en el escritorio de su oficina o en un cajón de la cocina de su casa para que pueda usarlo a lo largo del día. Yo lo uso en el consultorio, pues es una buena manera de mantener mis manos limpias y de evitar contagiarme o contagiar a mis pacientes con algo que haya pescado al examinar al paciente anterior", dice el Dr. Koplin.

Lo mejor es una "minicuarentena"

La conjuntivitis infecciosa es una afección muy contagiosa. Por lo tanto es importante declarar en "minicuarentena" a la persona enferma, ya sea que se trate de usted misma o de algún familiar, durante los primeros tres a cinco días de la infección, que corresponden al período durante el cual existe el mayor riesgo de contagio, señala el Dr. Koplin. Para evitar que la infeccion se propague siga estas indicaciones, las mismas que este médico les da a sus pacientes con conjuntivitis.

Use toallitas de algodón con alcohol. "Vaya a la farmacia y compre de 50 a 100 toallitas de algodón con alcohol, del tipo que usan los doctores para limpiarle el brazo antes de inyectarla. Guarde una docena en su cartera (bolsa) y a lo largo del día, más o menos cada media hora, abra una y límpiese las manos con ella. Así estará ayudando a evitar la manera más común de pasarle la infección a otra persona, la cual es a través de sus manos", dice el Dr. Koplin.

A lavar sin parar. "Lávese las manos cada vez que se acuerde, tantas veces como sea posible durante el día". Y obligue a sus hijos a hacer lo mismo. Además, asegúrese de que nadie más use sus toallas o toallitas para la cara, agrega el oftalmólogo.

Deseche los pañuelos desechables. Cuando usted limpia sus ojos o los de sus hijos con un pañuelo desechable, colóquelo inmediatamente en una bolsa de plástico aparte. Cuando sea hora de tirar la bolsa a la basura, hágalo usted misma o asegúrese de que quien lo haga use guantes o se lave las manos con mucho cuidado después de hacerlo.

Segregue los platos. La persona que tiene conjuntivitis deberá recoger ella misma sus platos y cubiertos y también lavarlos o colocarlos en la lavadora de platos, si la tiene. "Estos objetos no deben ser tocados por nadie más", dice el Dr. Koplin.

Si usted la tiene, no tienda camas. Las personas que tienen la infección no deben tender las camas. "Esparcirán la infección por todas partes", dice el Dr. Koplin.

Cómo evitar la conjuntivitis causada por los lentes de contacto

El uso incorrecto de los lentes de contacto puede causar conjuntivitis y también algo que es mucho peor para la salud de los ojos: queratitis, una infección de la córnea. Por fortuna las lágrimas contienen un agente anti-infeccioso natural. No obstante, después de los 40 años de edad la película lacrimosa ya no combate las infecciones con la misma fuerza como en las personas más jóvenes, advierte el Dr. Koplin. Las personas que han usado lentes de contacto durante gran parte de su vida pueden comenzar repentinamente a desarrollar problemas como la conjuntivitis.

La solución es eso mismo: la solución para lentes de contacto. Cuando se combina con otras medidas de higiene debe ser posible colocarse o quitarse los lentes de contacto sin arriesgarse a tener problemas de conjuntivitis.

La importancia de la higiene. Es muy importante limpiar y esterilizar los lentes de contacto de acuerdo con las instrucciones del fabricante, dice el Dr. Koplin. También hay que lavarse las manos antes de colocarse o quitarse los lentes de contacto. Nunca se debe quitar un lente de contacto para limpiarlo con saliva y luego volver a introducírselo en el ojo, advierte el oftalmólogo.

El error de la exageración. El Dr. Koplin dice que el uso exagerado de los lentes de contacto es una buena forma de acabar con conjuntivitis. Cuando los lentes estén molestando hay que quitárselos y darles un descanso a los ojos. Y no es buena idea tomarse siestas con los lentes de contacto duros puestos, dice. La presión que ejerce el lente podría causar una pequeña escoriación o rotura, abriéndoles las puertas de par en par a los virus y bacterias.

En caso de usarse lentes de contacto desechables, es muy importante desecharlos cuando sea tiempo de hacerlo. "Algunas personas tratan de sacarles más jugo de lo que deberían a estos lentes —dice el Dr. Koplin—. Es particularmente peligroso dormir con estos lentes de contacto puestos después de la fecha en que se debió de haberlos tirado".

DEPRESIÓN

Pautas para prevenirla

En este preciso instante, 20 millones de personas en los Estados Unidos están pasando por una depresión.

Algunos presentan los síntomas de incapacidad relacionados con lo que los doctores llaman "depresión severa". Estos síntomas por lo general requieren atención profesional, porque son muy graves y desmoralizadores.

Una persona con depresión severa se siente desesperanzada y que no vale nada, y es posible que duerma y coma irregularmente. Cuando una persona sufre de depresión severa le es difícil concentrarse, tomar decisiones o reunir la energía para hacer hasta las cosas más sencillas. Es común que llegue a pensar en el suicidio.

Por el contrario, cuando alguien tiene una depresión leve el problema es más manejable. "Estas personas se sienten mal consigo mismas y con sus vidas, pero son capaces de funcionar a un nivel bastante elevado", dice Michael Yapko, Ph.D., un psicólogo clínico de Solana Beach, California. De hecho, algunas de las formas que recientemente se han encontrado para combatir la tristeza funcionan tanto a través de las acciones como de los sentimientos. Existen varias maneras de preparar tanto su cuerpo como los de sus familiares para ayudar a prevenir una depresión leve.

La actividad anima. "El ejercicio hecho con regularidad bien podría ser el antidepresivo natural más fuerte que existe", opina Michael T. Murray, N.D., un médico naturópata de Seattle, Washington. Sugiere caminar a un paso moderadamente veloz. El ejercicio ayuda a liberar unas sustancias químicas del cerebro llamadas endorfinas. "La depresión se presenta cuando los niveles de endorfinas son bajos", afirma. Y el ejercicio también oxigena el cerebro, lo cual ayuda a mantenerse saludable.

¿Cuánto ejercicio debe hacerse? "Para ayudar a prevenir los desequilibrios cerebrales que pueden hacer que las personas se tornen vulnerables a la depresión, un buen nivel es tratar de hacer ejercicio de intensidad moderada durante 30 minutos cinco o seis días a la semana", dice el Dr. Michael Norden, un psiquiatra y profesor clínico adjunto de la Universidad de Washington en Seattle.

¡Uy! Parece que hay que ser deportista para evitar la depresión, ¿verdad? En realidad no es así, afortunadamente. Sólo se trata de volverse más activo. Existen muchas actividades para toda la familia que se consideran buenos ejercicios. Andar en bicicleta, caminar en el parque, jugar con los chamacos o ir de excursión a un bosque son todas formas divertidas de hacer ejercicio. También puede sacar a bailar a su esposo o simplemente salir a caminar juntos al parque, la playa o la orilla del río. Es cuestión de usar la imaginación y decidir cuáles actividades les gustan más a usted y a sus seres queridos.

Un complemento para la mente. "Prácticamente cualquier deficiencia de nutrientes puede resultar en un deterioro de la función mental, lo cual incluye la depresión", dice el Dr. Murray. Para ayudar a prevenir la depresión, el naturópata recomienda tomar un buen suplemento poli-vitamínico y de minerales.

Nota: Estos consejos son para adultos, no para niños. Si su hijo o hija sufre de depresión y tiene menos de 18 años, consulte al médico.

Dormir para no deprimirse. Cuando noche tras noche se duer-men menos de ocho horas puede bajar el nivel de la sustancia química del cerebro llamada serotonina, haciendo a la persona más propensa a la depresión, dice el Dr. Norden. Para dormir bien recomienda acos-tarse y levantarse a la misma hora todos los días, incluyendo los fines de semana. Hay que relajarse antes de ir a la cama, quizá mediante un baño con agua caliente, aconseja. Y lo ideal es que el dormitorio (recá-mara) esté en silencio y oscuro, para que el sueño sea lo más profundo posible.

El poder del pensamiento positivo

Después de 20 años de tratar a personas deprimidas, el Dr. Yapko está convencido de que la causa de este problema psicológico, el más común de todos, es en gran medida la interpretación que las personas hacen de su vida. "La depresión no es causada por las frustraciones, dificultades e inevitables tragedias de la vida cotidiana, sino por lo que las personas piensan y sienten en respuesta a las mismas", indica. Si una persona logra pensar de otra forma quizá pueda evitar los sentimientos de desolación. A continuación se muestran algunas formas de interpretar las cosas de una manera distinta y alentadora.

Hay que tomar en cuenta otras explicaciones. Las emociones, ya sean positivas o negativas, no son producto de las situaciones en sí sino de la manera en que uno las interpreta, dice el Dr. Yapko. Una situación muy común puede convertirse en razón para empezar a angustiarse, a menos que se tomen ciertas medidas mentales para prevenirlo.

"Suponga que una amiga quedó de recogerla para que ambas pudie-ran ir a algún lugar a divertirse —dice el Dr. Yapko—. Ahora suponga que ya ha pasado algo de tiempo y su amiga no llega. Sus sentimientos literalmente cambian de un momento al otro. Si lo primero que usted piensa es que su amiga está siendo insensible e irresponsable se sentirá enojada con ella. Si piensa que a lo mejor le ha pasado algo malo, natural-mente se preocupará. Si piensa que en realidad no ha de tener mucho interés en usted y que este es el motivo de su tardanza, se sentirá recha-zada, sola e incluso deprimida".

Aunque el suceso sea el mismo —a su amiga se le ha hecho tarde—, es posible que usted tenga toda una variedad de sentimientos dependiendo de la forma en que interprete dicho suceso. "Las situaciones casi siempre son ambiguas y se pueden interpretar de muchísimas maneras", señala el Dr. Yapko. De tal modo, la forma en que usted interprete la situación ayuda a crear sus sentimientos con respecto a esta. Las interpretaciones positivas conducen a buenos sentimientos y disfrute; las interpretaciones negativas conducen a malos sentimientos y depresión. Para quedarse del lado positivo, trate de buscar la interpretación positiva, aconseja el psicólogo.

Primero la pregunta, no la suposición. Antes de concluir que algo es negativo hay que reunir los hechos para aclarar cualquier am-

¿LOS MEDICAMENTOS FAVORECEN LA DEPRESIÓN?

Todos hemos escuchado hablar de medicamentos antidepresivos como el *Prozac*. Sin embargo, un doctor de Canadá piensa que muchos medicamentos comunes empleados para tratar una amplia gama de problemas de la salud tal vez arrastren nuestro ánimo por los suelos en lugar de animarnos.

"Los estudios científicos de investigación que hemos realizado demuestran que existen medicamentos que tienen una capacidad considerable para causar cambios fisiológicos que pueden conducir a la depresión", afirma el Dr. Scott Patten, Ph.D., profesor adjunto de los departamentos de Ciencias de la Salud Comunitaria y Psiquiatría en la Universidad de Calgary en Canadá. Según el Dr. Patten, hay que tener cuidado con las siguientes categorías de medicamentos.

- Los corticosteroides, una clase de fármacos que se usan para bajar la inflamación
- Los tranquilizantes y las pastillas para dormir
- Los medicamentos para la hipertensión (presión arterial alta), el colesterol alto y la insuficiencia cardíaca

Además, advierte el Dr. Patten, existen dos categorías de fármacos

bigüedad, dice el Dr. Yapko. "No suponga, por ejemplo, qué fue lo que alguna persona quiso decir. Pregúnteselo. Diga: 'No estoy segura de cómo debo interpretar eso. ¿Qué quisiste decir exactamente?'" Según el Dr. Yapko, aclarar lo que una persona está diciendo de manera precisa "es una de las mejores formas de evitar interpretaciones negativas".

Alto a la autocrítica. Si alguien no logra un ascenso en el trabajo y concluye: "Soy un fracaso", ha adoptado la forma de pensar del "todo o nada", dice el Dr. Yapko. Esta forma de pensar conduce de manera casi inevitable a las fuertes emociones negativas de la depresión, agrega el experto. Cada vez que alguien se dé cuenta de que se está criticando a sí mismo o a otros, debe volver a examinar la situación para ver si ha caído en la trampa de la explicación tipo "todo o nada".

que pueden conducir a la depresión si se toman regularmente y luego se suspenden: los descongestionantes vendidos sin receta médica y los fármacos para bajar de peso vendidos sin receta médica que contienen un principio activo llamado fenilpropanolamina (*phenylpropanolamine*).

Pero no es probable que el médico advierta de la posibilidad de una depresión inducida por medicamentos al dar una receta. "Los médicos generalmente no consideran la depresión como un efecto secundario de los fármacos", dice el Dr. Patten.

Por lo tanto, si usted o un familiar comienza a tomar un medicamento nuevo y empieza a notar que se siente triste, hay cambios en su apetito o en sus hábitos de sueño, falta de interés por la vida o fatiga, deben consultar al médico sobre la posibilidad de que escoja algún otro medicamento para tratar el problema.

Cualquiera de estos síntomas puede ser la primera señal de una depresión relacionada con los medicamentos que se están tomando. "A menudo hay otras alternativas para el fármaco que se está usando", explica el Dr. Patten.

Aunque alguien no es escogido para un ascenso no significa que sea un fracaso. Muchos factores pueden intervenir, desde la política de la oficina hasta la falta de experiencia. Y se trata de factores fuera de nuestro control. Si uno procura no irse a los extremos, juzgará a otros y a sí mismo con menos dureza, dice el Dr. Yapko. "Y cuando se logra que el crítico que uno tiene dentro de la cabeza se tranquilice un poco, más de lo que hacen los otros y uno mismo parece perfectamente bien".

Hay que aceptar los elogios y dar las gracias. Si uno es capaz de aceptar un cumplido puede abrir la puerta a una autoimagen más positiva, la cual es una buena manera de protegerse de las depresiones. Para darle un giro positivo a una autoimagen negativa se debe aprender a aceptar los cumplidos como afirmaciones genuinas de lo que los demás sienten con respecto a uno, explica el Dr. Yapko.

Para enseñarse a aceptar los cumplidos, el Dr. Yapko sugiere pedir a personas allegadas que comenten algo positivo acerca de usted, que mencionen algo que les gusta o les infunde respeto. "Luego, sin reírse, responda al cumplido diciendo: 'Lo siento, pero no puedo permitir que te sientas así'". Con una sola vez basta para darse cuenta de lo absurdo que suena. Sin embargo, esto es exactamente lo que se está haciendo al no poder aceptar cumplidos. Si los cumplidos se aceptan felizmente, explica el psicólogo, se empieza a tener una opinión más positiva de sí mismo incluso sin tener que esforzarse para lograrlo.

Nadie es perfecto. Aprender a tolerar las equivocaciones sin regañarse uno mismo es indispensable para prevenir la depresión, dice el Dr. Yapko. "Uno cometerá errores durante toda su vida. El asunto es aprender a tratarse con justicia y respeto cuando llegue a hacerlos".

Para aprender a manejar las equivocaciones de manera positiva, el Dr. Yapko recomienda un ejercicio que consiste en equivocarse intencionalmente en situaciones inofensivas. "Cada día de esta semana uno debe cometer deliberadamente tres equivocaciones obvias: tomar la salida incorrecta de la autopista, usar calcetines de diferentes colores, marcar un número telefónico equivocado o alguna otra cosa absurda. Cuando se cometen estos errores, ¿acaso se acaba el mundo? ¿Cambia cualquier cosa?" Este ejercicio nos ayuda a aceptar las equivocaciones con sentido del humor en lugar de flagelarnos con una actitud negativa.

Cancelando la culpa. Cuando ocurre algo negativo —por ejemplo, si sale a cenar con una amiga cercana y ella parece como ausente y de mal humor—, ¿siempre se culpa a sí misma? El Dr. Yapko le ha puesto el nombre de "personalizar" a esta forma de pensar y sentir: o sea, cuando alguien toma las cosas impersonales a pecho. Según él es una excelente manera de llegar a ser demasiado emotivo y entrar en una depresión. En el caso de la amiga, por ejemplo, hay que darse cuenta de que lo más probable es que uno no sea responsable de su mal humor. Si alguien encuentra que constantemente se está culpando por la infelicidad de los demás, lo mejor es informarse acerca de los hechos preguntándole a la otra persona si está molesta por algo que uno haya hecho. Pero hasta entonces, dice el Dr. Yapko, se dispone de entera libertad para no sentirse culpable.

Programarse a lo positivo. Lo positivo siempre está ahí, dice el Dr. Yapko, pero la mayor parte del tiempo simplemente no lo notamos. Para ayudarse a desarrollar la costumbre de percatarse de lo positivo uno debe centrar la atención en cosas positivas durante todo un día. Si la primera impresión que se tiene de una persona o un suceso es negativa, hay que obligarse a encontrar al menos un par de aspectos positivos. Si alguien deja un reguero alrededor de la cafetera en el trabajo, por ejemplo, se puede pensar: "Al menos estaba tratando de hacer el café aprisa". Si a alguien se le olvida enviar por correo una carta, puede decirse: "Quizá el hecho de que llegue un día tarde resulte ser lo mejor que pudo pasar". Después de todo un día de hacer esto, tal vez hasta sea posible perdonarse a sí mismo con mucha más facilidad.

DIABETES

Domadores de la diabetes del tipo II

La insulina es una hormona producida por el páncreas, un órgano digestivo necesario y muy trabajador. Sirve de escolta al azúcar de la sangre o glucosa. Este papel de la insulina es de vital importancia, porque la glucosa está entrando a nuestro sistema constantemente. Una parte de esta glucosa proviene de las fuentes alimenticias azucaradas más obvias, como las barras de confitura y los chocolates, pero otra gran parte proviene de fuentes menos evidentes, como los espaguetis y las papas.

La glucosa es el combustible que obtenemos de los alimentos y que les da energía a todas y cada una de nuestras células. Normalmente la insulina se encarga de transportar la glucosa del torrente sanguíneo al interior de las células. Sin embargo, en las personas que tienen diabetes las células se vuelven resistentes a la insulina y no aceptan la totalidad del azúcar de la sangre, o bien el páncreas se desgasta y genera muy poca insulina como para que esta haga bien su trabajo. El resultado es que el torrente sanguíneo se inunda de glucosa, lo cual puede causar daños en casi todo el cuerpo.

En el caso de las 15.7 millones de personas que tienen diabetes del tipo II en los Estados Unidos, la causa subyacente más común es la resistencia a la insulina. Sin embargo, también hay un millón de personas con diabetes del tipo I, conocida asimismo como diabetes mediada por el sistema inmunológico, lo cual significa que su páncreas no produce insulina o bien la produce en cantidades insuficientes. La diabetes del tipo I es una enfermedad autoinmunológica que por lo general aparece repentinamente durante la adolescencia; todas las personas con diabetes del tipo I necesitan tomar insulina sintética para controlar sus niveles de glucosa.

Si bien los científicos no conocen con certeza las causas de ambos tipos de diabetes, sí saben que la genética tiene que ver de alguna manera. Las personas pueden tener cierta predisposición para la diabetes del tipo II, pero en realidad se trata de un trastorno metabólico de evolución muy lenta en el que el estilo de vida influye muchísimo.

La diabetes ha ido en aumento. El número de personas diagnosticadas cada año con diabetes se incrementó en un 48 por ciento entre 1980 y 1994. Casi todos los nuevos casos de diabetes son del tipo II, es decir, la diabetes que aparece en la edad adulta más o menos al llegar a la madurez. Los síntomas de la diabetes del tipo II incluyen más sed, un mayor apetito y la necesidad de orinar más; cansancio, irritabilidad o dolor de estómago; visión borrosa; cosquilleo o pérdida de sensación en las manos o pies y piel seca y con comezón. Las personas con diabetes del tipo II también pueden presentar infecciones repetidas y difíciles de curar, especialmente de la piel, las encías, la vagina o la vejiga.

La Asociación Estadounidense de la Diabetes calcula que la mitad de todos los estadounidenses con diabetes ni siquiera saben que la tienen. Cualquier persona con los síntomas mencionados debe consultar a su médico. La diabetes del tipo II también puede conducir a complicaciones serias como ceguera, enfermedades renales, de los nervios o del corazón y derrames cerebrales.

Por fortuna, ciertos factores relacionados con el estilo de vida pueden prevenir o retardar la diabetes o al menos mejorar la calidad de vida de las personas que la padecen. "Es posible prevenir al menos el 75 por ciento de todos los casos nuevos de diabetes del tipo II", dice la Dra. JoAnn Manson, profesora adjunta de Medicina en la Escuela de Medicina

de Harvard en Boston, Massachusetts. Según la Asociación Estadounidense de la Diabetes, aún no se comprende la causa precisa de esta enfermedad. Pero los expertos concuerdan en que la diabetes del tipo II se ve
afectada por una combinación de dos factores relativos al estilo de vida
que se encuentran completamente bajo nuestro control: nuestro peso y la
cantidad de ejercicio que hacemos. Los expertos aconsejan lo siguiente
para ayudar a diseñar una campaña de prevención contra la diabetes.

La D y la diabetes. Cuando unos investigadores en Suecia mi-
dieron el nivel de vitamina D en 34 hombres, observaron que entre más
vitamina D había en la sangre, mejor realizaba la insulina su función de

A PESCAR LA DIABETES CON SALMÓN

Un estudio científico ha sugerido que quizá se pueda hacer más
para evitar la diabetes del tipo II que mantener un peso normal y ape-
garse a una rutina de ejercicios. Es posible que agregar pescados
como salmón o sardinas al menú personal también ayude a combatir
esta enfermedad.

Cuando los científicos observaron los hábitos alimenticios y las
pruebas de sangre de 666 personas de más de 40 años de edad, encontraron que quienes comían salmón todos los días presentaban un
50 por ciento menos probabilidades de desarrollar cualquier tipo de
intolerancia a la glucosa (una señal común de diabetes inminente)
que las personas que comían pescado con menor frecuencia. Esta
prueba preliminar sugiere que una dosis diaria de pescado graso
puede surtir el mismo efecto que el ejercicio o la pérdida de peso en
lo que se refiere a evitar la diabetes. Sin embargo, nadie debe tratar
de usar el pescado por sí solo para prevenir esta enfermedad.

Los investigadores creen que los ácidos grasos que contiene el
salmón de alguna forma lubrican las ruedas de los "vehículos" que
llevan la glucosa al interior de las células, ayudando así a prevenir la
diabetes. Si el salmón no le gusta a usted o a su familiar que tiene
diabetes, las sardinas, la caballa (macarela, escombro) y el halibut
(hipogloso) también son ricos en aceites de pescado.

llevar glucosa a los músculos. Por lo tanto es posible que la vitamina D, un nutriente importante por muchas razones más, sea capaz de ayudar al cuerpo a descarrilar la diabetes.

Aunque el cuerpo produce vitamina D cuando la piel se expone a la luz del Sol, una fuente más confiable y disponible el año entero es la leche. Cuatro vasos de 8 onzas (240 ml) de leche descremada al día permiten alcanzar la Cantidad Diaria Recomendada de 400 UI (unidades internacionales). Otra posibilidad es tomar un suplemento de 400 UI de vitamina D, dice Robert E. C. Wildman, R.D., Ph.D., profesor de Nutrición Humana de la Universidad de Delaware en Newark.

Ayuda librarse de las libras de más. "Si uno se mantiene en un peso normal y es una persona físicamente activa se reduce el riesgo de desarrollar diabetes", dice David Williamson, Ph.D., un científico investigador sénior en Bioquímica de la división de Diabetes de los Centros para el Control y la Prevención de Enfermedades en Atlanta, Georgia. En un estudio realizado por el Dr. Williamson con más de 8,000 personas, encontró que por cada libra (0.5 kg) de peso adicional el riesgo de una persona de desarrollar diabetes aumenta en un 9 por ciento. Esto significa que si uno pesa 10 libras (5 kg) por encima de su peso normal, la probabilidad de contraer la enfermedad aumenta casi al doble. (Para sugerencias sobre cómo manejar su peso, vea "Sobrepeso" en la página 160).

Ejercicio para evitarla. "Existen pruebas científicas contundentes que vinculan la diabetes del tipo II con un estilo de vida sedentario", dice Andrea Kriska, Ph.D., profesora adjunta de Epidemiología de la Universidad de Pittsburgh en Pensilvania y experta en diabetes y ejercicios. En un estudio se observaron a 577 habitantes de Daqing, China, con tolerancia reducida a la glucosa, lo cual los hacía susceptibles a la diabetes. Fueron divididos en cuatro grupos de estudio: los que harían ejercicio en forma de caminatas de 30 minutos de duración, los que modificarían su alimentación, los que cuidarían su alimentación y también harían ejercicio y los que no harían cambio alguno. Fue significativamente menor el porcentaje de los sujetos que desarrollaron diabetes en los primeros tres grupos que en el cuarto, cuyos integrantes no cuidaron su alimentación ni hicieron ejercicio, señala la Dra. Kriska. "La actividad física junto con una alimentación modificada parece ser la mejor combinación para disminuir la probabilidad de desarrollar diabetes o sus efectos", dice la experta.

En cuanto a la alimentación, a continuación se presentan algunas pautas alimenticias generales:

- Comer tres veces al día sin ayunar ni saltar comidas

- El plan de alimentación debe basarse en una combinación óptima de carbohidratos (40 a 50 gramos) y proteínas (cuando mucho un 20 por ciento de las calorías que se consumen a diario deben provenir de las proteínas) más grasa; menos del 30 por ciento de las calorías que se consumen a diario deben provenir de la grasa

- Se debe ingerir mucha fibra; algunos médicos recomiendan un consumo diario de 40 gramos para sobrellevar la diabetes. Se puede obtener fibra de las siguientes fuentes: pan integral (*whole wheat bread*); espagueti integral (*whole wheat pasta*); arroz integral (*brown rice*); verduras como chícharos (guisantes, alverjas), alcachofas y batatas dulces (camotes, *yams, sweet potatoes*); frutas como ciruelas secas, higos y guayabas; y legumbres como frijoles (habichuelas) y lentejas.

- No tomar alcohol en exceso, ya que este puede causar reacciones severas de insulina

Para obtener más información sobre la alimentación diabética, se debe consultar al médico. También es posible escribir a la Asociación Estadounidense de la Diabetes (American Diabetes Association), cuyo domicilio es 1701 North Beauregard, Alexandria, Virginia 22311.

Las indicaciones sobre el ejercicio para los diabéticos no son tan precisas como las alimenticias. "Para ser sincera no sabemos exactamente cuánto ejercicio sea suficiente", dice la Dra. Kriska. Pero cualquier tipo de actividad física que se realice casi todos los días de la semana probablemente sea la mejor opción para regular los niveles de azúcar en la sangre y prevenir la diabetes del tipo II. "Uno debe tratar de hacer de 2½ a 3 horas de ejercicio a la semana —sugiere la Dra. Kriska—, pero es mejor ser flexible en la forma de distribuirlas. Una caminata de tan sólo 15 minutos aporta beneficios. Yo acostumbro recomendar que se camine porque todos pueden hacerlo, no cuesta nada y no es necesario acudir a un gimnasio".

También se debe emplear la E. En un estudio realizado por el Instituto de Investigación de la Salud Pública en Finlandia, los investigadores encontraron que los hombres con el menor nivel de vitamina E en la sangre tenían una probabilidad cuatro veces mayor de contraer diabetes que los hombres que presentaban el mayor nivel de esta vitamina en la sangre. Si bien nadie sabe cuánta vitamina E hace falta para protegerse de la diabetes, en este estudio se observaron buenos resultados en las personas que tomaron 900 UI al día durante cuatro meses consecutivos. Sin embargo, una alta dosis de vitamina E puede resultar tóxica para algunas personas. Por lo tanto, hay que consultar al médico antes de tomar una dosis mayor de 200 UI.

DISPLASIA CERVICAL Y CÁNCER CERVICAL

Planes de protección y detección

El cáncer del cérvix o cuello del útero solía cobrar la vida de más mujeres estadounidenses que casi todos los demás tipos de cáncer en conjunto. Ahora este cáncer ha pasado de ser el principal causante de muerte entre las mujeres al lugar número nueve, aunque las tasas siguen siendo desproporcionadamente altas entre las mujeres afroamericanas e hispanas. Las latinas son dos veces más propensas a sufrir cáncer cervical que las norteamericanas blancas y su tasa de mortalidad debida a esta enfermedad es significativamente más alta. La reducción drástica en las tasas de cáncer cervical entre las estadounidenses en general se debe principalmente al éxito de una prueba médica sencilla y prácticamente indolora conocida como la prueba de Papanicolau (*pap smear*). Esta prueba es capaz de detectar la presencia de células precancerosas o cancerosas en el cérvix. Dado que casi el 100 por ciento de los casos de cáncer cervical son curables si la enfermedad se detecta en sus etapas tempranas, esta asombrosa prueba ayuda a los doctores a salvar la vida de miles de mujeres cada año.

Definitivamente es una noticia excelente, pero sigue siendo insuficiente, pues aún es demasiado alto el número de mujeres que no se realizan la prueba de Papanicolau. De las 15,000 mujeres que se diagnostican con cáncer cervical cada año, el 50 por ciento nunca se hicieron la prueba de Papanicolau antes del diagnóstico. "Si pudiéramos abarcar a todas las mujeres que viven en los Estados Unidos que no se hacen la prueba con regularidad, prácticamente podríamos eliminar las muertes causadas por este cáncer", opina la Dra. Patricia Braly, profesora y jefa de cáncer ginecológico en la Universidad Estatal de Luisiana en Nueva Orleáns.

Muchas de las mujeres que no se están haciendo la prueba de Papanicolau son mujeres posmenopáusicas, dice la Dra. Braly. Las mujeres en edad fértil están muy conscientes del hecho de que deben consultar a su ginecólogo y hacerse la prueba de Papanicolau cada año. Pero a veces esto deja de ser cierto una vez que han pasado por la menopausia. Los estudios de investigación han demostrado que las mujeres empiezan a posponer su prueba de Papanicolau alrededor de los 45 años de edad; por lo tanto, las tasas de mortalidad por cáncer cervical empiezan a aumentar entre las mujeres que pertenecen a este grupo de edad. "Creo que no es posible poner demasiado énfasis en este punto —dice la Dra. Braly—. No hay edad alguna a la cual una mujer pueda dejar de hacerse la prueba de Papanicolau".

Muchas mujeres también evitan hacerse la prueba de Papanicolau porque temen el resultado o lo encuentran confuso. "Las personas necesitan entender que la gran mayoría de las pruebas de Papanicolau que resultan anormales no indican que la paciente tenga cáncer", afirma la Dra. Yvonne Thornton, directora de pruebas diagnósticas perinatales del Hospital Morristown Memorial en Nueva Jersey. Cuando una prueba de Papanicolau revela células anormales simplemente puede significar que la mujer tiene displasia cervical, una afección en la cual unas cuantas células no parecen estar sanas o tienen una forma extraña.

La displasia es una afección precancerosa que puede desaparecer por completo, con o sin tratamiento, o bien evolucionar hasta convertirse en un cáncer cervical propiamente dicho. No existe una manera 100 por ciento certera de predecir su curso. Sin embargo, lo que sí es seguro es lo siguiente: displasia no es igual a cáncer. Aunque usted tenga displasia cervical, puede hacer mucho para disminuir la probabilidad de desarrollar cáncer cervical.

Las siguientes medidas le ayudarán a mantener el cáncer cervical a raya.

Cómo prepararse para la prueba de Papanicolau

La prueba de Papanicolau desde luego no es un procedimiento diagnóstico que cada quien pueda realizar por su propia cuenta. Usted necesitará a un doctor que realice el procedimiento y también que un laboratorio interprete los resultados. No obstante, existen medidas que usted puede tomar para asegurarse de que los resultados sean lo más confiables posible. Los médicos aconsejan lo siguiente.

Hágase una al año. "Todas las mujeres sexualmente activas o de más de 18 años de edad deben hacerse una prueba de Papanicolau cada año", dice la Dra. Braly. A veces las pruebas de Papanicolau reportan resultados negativos falsos según los cuales una mujer no tiene displasia cervical cuando de hecho sí la tiene.

No hay por qué preocuparse por ello. "Casi nadie va a pasar de un cérvix normal al cáncer cervical en el transcurso de un año", afirma la Dra. Braly. Pero sí se trata de uno de los motivos principales por el cual es necesario hacerse la prueba de Papanicolau cada año. "Si a usted le han hecho tres pruebas anuales de Papanicolau consecutivas con resultados normales, su riesgo de tener células cervicales precancerosas o cáncer es casi nulo". Aun en este caso debe seguir haciéndose la prueba a lo largo de toda su vida.

Prepárese para la prueba. Para que los resultados de la prueba sean lo más precisos posible, no tenga relaciones sexuales, no se haga lavados vaginales ni use medicamentos vaginales durante las 24 horas anteriores a su prueba de Papanicolau, sugiere la Dra. Braly. Y hágase la prueba a la mitad de su ciclo, para que la sangre menstrual no interfiera con la lectura de la prueba de Papanicolau realizada por el laboratorio.

ABAJO CON LOS CIGARRILLOS, ARRIBA CON LAS VERDURAS

Los cigarrillos son uno de los principales factores de riesgo para el cáncer cervical, ocupando el segundo lugar después del papilomavirus humano (o *HPV* por sus siglas en inglés). De hecho las mujeres que fuman tienen una mayor concentración de nicotina en las membranas mucosas del cérvix que en los pulmones.

"Es probable que la nicotina o alguno de los productos de descomposición de la misma actúe como toxina directamente sobre el cérvix", dice la Dra. Joanna M. Cain, profesora de Obstetricia y Ginecología de la Universidad Estatal de Pensilvania en el Centro Médico Milton S. Hershey en Hershey.

Algunos estudios de investigación han demostrado que la vitamina B llamada ácido fólico, que se obtiene en forma de suplementos, o bien el

Asegúrese de que su médico esté actualizado. "Una prueba llamada *ThinPrep* ha mejorado mucho la técnica estándar de la prueba de Papanicolau —dice la Dra. Anne Carlon, una obstetra del Centro Médico de Nueva York/Cornell en la ciudad de Nueva York—. Con el método mejorado, la muestra cervical se toma con un pequeño pincel en lugar de un hisopo (escobilla) de algodón, y luego se prepara en un líquido en lugar de hacerlo sobre vidrio. El resultado es una menor aglomeración en la muestra de células —explica la Dra. Carlon—. Un estudio reciente de este método mostró que era más eficaz para detectar la displasia cervical que la prueba estándar". Si usted decide preguntarle a su doctor por la *ThinPrep*, debe estar consciente de que esta prueba es un poco más cara. Pero en opinión de la Dra. Carlon bien vale su precio, pues ofrece una mejor detección temprana de células precancerosas.

Lea sus propios resultados. No dé por hecho que el resultado de la prueba de Papanicolau fue normal sólo porque su doctor no la llamó para informarla al respecto. "Esto es muy importante —dice la Dra. Braly—, porque muchas pacientes creen que si no les dicen nada están bien". Sin embargo, su reporte pudo haberse perdido en el laboratorio, enviado por correo a otra persona o simplemente traspapelado en el

folato que se encuentra en los alimentos pueden ser útiles para disminuir el riesgo de contraer cáncer cervical. La mejor manera de obtener las vitaminas del grupo B es por medio de los alimentos y no de suplementos.

Tome las dos medidas siguientes para mejorar su plan de prevención.

- Si no fuma, no empiece a hacerlo. Si fuma, aquí le decimos dónde obtener la ayuda que necesita para dejarlo. Para obtener información acerca de los programas para dejar de fumar que existen cerca de usted, puede ponerse en contacto con la American Lung Association (Asociación Estadounidense del Pulmón) escribiendo a la siguiente dirección: 1740 Broadway, New York City, NY 10019-4374.

- Enriquezca su alimentación con muchas verduras amarillas y de hojas verdes, cítricos, jugos, levadura de cerveza e hígado para obtener los 400 microgramos de folato que necesita al día.

consultorio del doctor. Pídale una copia del informe a su médico para que usted misma se asegure de ver los resultados.

Proteja su cérvix del papilomavirus humano

Al papilomavirus humano (o *HPV* por sus siglas en inglés) se le conoce mejor por su capacidad de causar unas espantosas verrugas genitales que dan comezón y a menudo provocan dolor. Los científicos también saben que esta enfermedad de transmisión sexual puede provocar cambios en las células del cérvix y con frecuencia conducir al cáncer cervical.

Si usted es una mujer sexualmente activa y no es monógama, no le será fácil evitar el HPV. La infección es muy común y no existe una vacuna para protegerla. No todas las personas que se infectan con este virus desarrollan verrugas genitales. De hecho muchas personas nunca presentan síntoma alguno. Pero una vez que se infecte con el HPV lo conservará durante el resto de su vida. Aunque las verrugas pueden ser extirpadas, no hay modo de curar la infección.

Para evitar infectarse, cualquier mujer con una vida sexual activa necesita tomar en cuenta este peligroso virus. Los expertos recomiendan lo siguiente.

Las adolescentes deben abstenerse. Las adolescentes tienen una mayor área superficial de células escamosas en el cérvix, o sea, precisamente de las células que son un blanco fácil para el HPV. Por esto, entre más joven sea una mujer cuando empieza a tener relaciones sexuales, mayor es su riesgo de desarrollar displasia cervical y cáncer cervical más adelante en su vida. "Pienso que todas las mujeres jóvenes deberían darle consideración seria a retrasar el inicio de su actividad sexual hasta después de los 18 años de edad", dice la Dra. Braly.

La monogamia es una buena costumbre. Entre más parejas sexuales tenga, mayor será su probabilidad de infectarse con el HPV y, por lo tanto, de desarrollar displasia cervical y cáncer cervical. "Asegúrese lo más posible de que su relación sea monógama", sugiere la Dra. Braly.

Apréndase la historia de su pareja. Entre más parejas sexuales haya tenido alguien, mayor es la probabilidad de que esté infectado con el HPV. "Antes de tener relaciones sexuales, usted debe conocer la historia sexual de su pareja potencial —indica la Dra. Braly—. Pregúntele cuántas parejas ha tenido. Y pregúntele si ha estado expuesto a enfermedades de transmisión sexual". Entonces podrá decidir si quiere tener relaciones sexuales con él o no.

Cuente con los condones. Por desgracia los condones no ofrecen un 100 por ciento de protección contra el HPV porque el virus puede ser transmitido a través del contacto con el escroto o el área del ano. Pero de todas formas reducen la probabilidad de que contraiga HPV y otras enfermedades de transmisión sexual que pueden incrementar su riesgo de desarrollar cáncer cervical, como el herpes, dice la Dra. Braly.

Para estar segura utilice condones de látex o poliuretano, recomienda la Dra. Joanna M. Cain, profesora de Obstetricia y Ginecología de la Universidad Estatal de Pensilvania en el Centro Médico Milton S. Hershey en Hershey. Los condones naturales, como los que están hechos de piel de borrego, no funcionan.

Vigile su evolución. "A algunas mujeres con HPV les hacemos pruebas de Papanicolau cada tres a cuatro meses", dice la Dra. Braly. Por lo tanto, si usted está infectada asegúrese de que su ginecólogo lo sepa y siga sus consejos con respecto a la frecuencia con que debe hacerse la prueba.

DOLOR DE ESPALDA

El cuidado de la columna

Una espalda saludable es "aquella que no presenta dolor y que le permite hacer su trabajo y realizar sus actividades cotidianas y recreativas sin molestia alguna".

Esta es la definición de una espalda saludable según el Dr. Kenneth Light, director médico del Centro para la Columna de San Francisco, California. Sin embargo, muchos estadounidenses no encontrarán esta definición en su diccionario personal de la salud, pues su espalda les *duele*. Cada año, seis millones de personas radicadas en los Estados Unidos consultan a un doctor a causa de dolor de espalda. Esto quiere decir que el dolor de espalda ocupa el tercer lugar en la lista de las afecciones más comunes, después de los resfriados (catarros) y los problemas respiratorios. El Dr. Light calcula que el 90 por ciento de todos los estadounidenses tendrán dolor de espalda en algún momento de su vida.

¿Cuál es la causa de todo este dolor? Su origen se ubica en la columna, una pila de huesos llamados vértebras entre los que se encuentran unos cojines de cartílago llamados discos. Los problemas de discos provocan el 99 por ciento de todos los dolores de espalda, dice el Dr. Light. Cuando los discos se llegan a dañar, se rajan y pequeñas secciones se botan y ejercen presión sobre los nervios. Los discos también se pueden aplastar, provocando que la vértebra se salga de su lugar.

Los discos inevitablemente se desgastan conforme envejecemos y no hay nada que podamos hacer al respecto. Pero una gran parte de los daños que los discos pueden sufrir sí se pueden evitar. Muchos dolores de espalda son provocados por factores asociados con el estilo de vida, como el sobrepeso y la mala postura, y por lo mismo pueden prevenirse, según el Dr. Light. Las siguientes sugerencias están diseñadas para mantener la espalda en óptimas condiciones.

Cuidado al levantar. Si un objeto parece demasiado pesado o difícil de levantar se debe pedir ayuda para levantarlo en lugar de tratar de hacerlo solo. Hay que dejarse guiar por la intuición del cuerpo en cuanto a lo que se debe y no se debe levantar, dice el Dr. Light. "A veces cuando uno está a punto de levantar un objeto pesado puede que atraviese su mente el pensamiento fugaz de que su espalda está demasiado débil. Se debe respetar esa corazonada. Por regla general, si uno ya tiene dolor de espalda nunca debe levantar nada que pese más de 40 libras (18 kg)".

Hay que levantarlo bien. Una vez tomada la decisión de que sí se puede levantar un objeto dado hay que acercarse lo más posible al mismo y ponerse en cuclillas. "Se debe mantener la espalda recta como si se tuviera pegado un palo de escoba a la columna", aconseja el Dr. Light. El objeto se debe levantar haciendo un esfuerzo con los músculos de las piernas y apretando al mismo tiempo los músculos del abdomen. La respiración debe ser normal. Hay que mantener una posición equilibrada mientras se levanta el objeto y separar los pies a la misma distancia que el ancho de los hombros. Y no se debe girar la columna al levantar el objeto. "El cuerpo debería estar bien cuadrado con respecto al objeto en todo momento", dice el experto.

Se debe usar el "cinturón de seguridad". No nos referimos al del coche, por supuesto. Si su trabajo o el de un familiar obliga a levantar objetos con frecuencia, el Dr. Light sugiere usar un cinturón abdominal (*abdominal belt*). "Este cinturón detiene el abdomen, ayuda a apoyar la columna y le recuerda que debe levantar el objeto correctamente". Las personas que practican el levantamiento de pesas utilizan estos cinturones para proteger su espalda mientras hacen ejercicio. Están disponibles en las tiendas de artículos deportivos y la mayoría de las farmacias.

Los músculos abdominales deben mantenerse fuertes. "Entre más fuertes sean los músculos abdominales, menos probabilidad habrá de lastimarse la columna", dice el Dr. Light. Cuando los músculos abdominales son fuertes empujan el contenido del abdomen hacia arriba, formando un cilindro de líquido que levanta y le quita peso a la columna.

Para fortalecer los músculos abdominales, el Dr. Light sugiere hacer contracciones abdominales, unas abdominales (*sit-ups*) que no exigen mucho esfuerzo. Para hacer las contracciones hay que acostarse boca arriba sobre un piso alfombrado o un colchón para hacer ejercicio y doblar las rodillas, apoyando las plantas de los pies en el piso. Luego los lados de la cabeza se tocan ligeramente con las puntas de los dedos de las manos y los codos se extienden hacia los lados. La pelvis se inclina, de modo que la parte inferior de la espalda descanse sobre el piso, y luego el cuerpo se enrosca hacia arriba, separando la cabeza y los hombros del piso. Las contracciones deben hacerse lentamente, tomándose tres segundos para levantar la cabeza y los hombros, una pausa de un segundo cuando los músculos abdominales están completamente contraídos y tres segundos más para bajar el cuerpo al piso. El Dr. Light sugiere hacer estas contracciones abdominales diariamente durante 10 minutos.

Que se use un banquillo al estar de pie. "Si uno permanece de pie mucho tiempo, lo mejor es doblar una rodilla y descansarla sobre un banquillo, pues esto ayuda a relajar la espalda", dice el Dr. Light.

Hay que cuidarla al conducir. No se debe inclinar la parte superior del cuerpo hacia delante al conducir, advierte Hope Gillerman, una maestra de la Técnica Alexander que ejerce en la ciudad de Nueva York. La Técnica Alexander es un método para mejorar la forma de mover el cuerpo y su postura. "El objetivo es que el cuello, los hombros y la espalda estén lo más libres de tensión como sea posible", dice. La cadera debe deslizarse hasta el fondo del asiento del carro, recargándose la espalda en el respaldo del asiento. El asiento debe estar en una posición tal que permita manejar el volante cómodamente. Si está demasiado cerca habrá que encorvar los hombros para agarrar el volante. Si está demasiado lejos habrá que redondear la parte superior de la espalda para alcanzarlo.

Se debe recurrir al reflejo. "Cuando uno esté caminando al lado de la ventana de alguna tienda, que vea su reflejo y observe cómo se mueve —dice Gillerman—. Si se está inclinando hacia delante, se debe dejar de caminar. Luego se coloca el peso sobre los talones de los pies y se siente el piso firmemente debajo de todo el pie".

Pensando en el paso. Después de haber mirado su reflejo hay que seguir prestando atención a la postura conforme se empiece a caminar de nuevo. Si la espalda se encorva y la cadera se inclina al frente hay que dejar que la cadera se desplace ligeramente hacia atrás y se destraben las rodillas. Al caminar hay que pensar en alargar la columna como si fuera una flecha que apunta hacia arriba desde el piso, dice Gillerman.

Se deben usar zapatos bien acojinados. "Cualquier zapato de suela acojinada y buen soporte de arco puede ayudar a prevenir el dolor de espalda", afirma el Dr. Light. En cambio, los zapatos de tacón alto son el peor tipo de zapato para la espalda. "Estos zapatos exageran la curva lumbar, es decir, la curva que se encuentra en la parte inferior de la espalda, y esto puede causar dolor de espalda", opina el experto.

Una buena sillita para la espaldita. "Estar sentado durante períodos prolongados puede lastimar la espalda —dice el Dr. Light—. Se debe encontrar una silla que tenga un cojín firme en el asiento y brazos. Ambos ayudarán a apoyar la columna".

Que tanto uno como la espalda duerman bien. El colchón de la cama debe ser firme y apoyar la columna, indica el Dr. Light, quien recomienda dos posiciones para dormir que previenen el dolor de espalda: boca arriba, con almohadas debajo de las rodillas; o de lado, con las rodillas encogidas y una almohada entre las piernas. Ambas posiciones ayudan a aliviar el dolor de espalda, pues les quitan presión a las vértebras, explica el experto.

Tome suplementos para los huesos. "Si usted es una mujer de más de 40 años de edad debería considerar tomar suplementos de calcio", dice el Dr. Light. Aconseja a las mujeres que tomen un suplemento de 150 miligramos todos los días. El calcio ayuda a proteger la columna y el resto del esqueleto contra la osteoporosis, una enfermedad en la que se erosionan y debilitan los huesos. Especialmente en el caso de las mujeres de edad avanzada existe el riesgo de que las vértebras se fracturen si se debilitan a causa de la osteoporosis. Sin embargo, el calcio puede ayudar a prevenir esta enfermedad.

Si usted tiene antecedentes familiares de osteoporosis, el Dr. Light sugiere que hable con su médico sobre la terapia de reposición hormonal, la cual también puede ayudar a proteger su columna.

Ciao a los cigarrillos. "Fumar disminuye la circulación hacia los discos, provocando que se deterioren más pronto", dice el Dr. Light.

Dolor de estómago

Puntos de partida para prevenirlo

Ya empezó la fiesta. La música está andando y todos se divierten, ya sea bailando, comiendo, conversando o bebiendo (o quizás todo a la vez). Hay mucha comida que probar y es difícil resistirse. Con sólo decir "No, gracias" se evitarían los problemas, en particular esos que requieren uno o dos antiácidos de madrugada. Pero obviamente la gente se siente mal o se ofende si no comemos, por lo que terminamos probando de todo. . . y a veces nos tenemos que atener a las consecuencias, que en muchos casos son ese dolorcito de estómago que todo el mundo conoce.

Ahora bien, no todos los dolores de estómago pueden prevenirse con sólo ejercer un poco de control sobre lo que uno come. "Muchas cosas caen dentro de la categoría de los dolores de estómago", dice el Dr. Geoffrey C. Lamb, profesor de Medicina de la Universidad Médica de Wisconsin en Milwaukee. De hecho es posible que lo que usualmente describimos como dolor de estómago tenga muy poco o nada que ver con el estómago.

Según el Dr. Lamb, el dolor de estómago puede provenir de diversos lugares en la región abdominal, incluyendo el estómago, el hígado, la vesícula biliar, el páncreas y los intestinos. Los síntomas varían desde un dolor sordo hasta retortijones (cólicos) fuertísimos o el ardor de la acidez. Entre las causas más comunes están la indigestión, la acidez (agruras, acedía), la intolerancia a la lactosa, los cálculos en la vesícula biliar, el estrés, las úlceras, el síndrome del intestino irritable y comer en exceso. Por lo tanto, cuando se trata de prevenir un dolor de estómago recurrente hay que acudir al doctor para un chequeo (revisión). Pero si sólo se trata de evitar las causas más comunes de las molestias estomacales, los siguientes *tips* preventivos sin duda serán de ayuda.

Deseche la leche. Si su hijita frecuentemente se siente mal del estómago después de tomar leche o comer helado es posible que tenga una intolerancia a la lactosa. Esto significa que su cuerpo no produce la enzima lactasa en cantidades suficientes para descomponer la lactosa, un azúcar que se encuentra en la leche y otros productos lácteos.

Si su médico coincide en que quizás tenga este problema y le da luz verde para hacer la siguiente prueba, hay una forma sencilla de comprobar si la niña tiene dicha intolerancia. Elimine todos los productos lácteos de su alimentación. Espere tres días y luego agregue un vaso de 8 onzas (240 ml) de leche descremada a su alimentación. Si ella puede tomar un vaso de leche todos los días sin presentar reacción adversa alguna, está bien empezar a introducir otros productos lácteos a su alimentación gradualmente, como el yogur y el queso sin grasa, agregando cada alimento nuevo a intervalos de unos cuantos días. Si regresa el malestar, quizás haya descubierto la raíz del problema, dice el Dr. Lamb.

También existen suplementos dietéticos, por ejemplo el *Lactaid* y el *Dairy Ease*, que pueden ofrecer alivio al hacer más digeribles los productos lácteos. La marca *Lactaid* también vende una leche pretratada con la enzima lactasa. Esta leche está disponible en la sección de lácteos de la mayoría de los supermercados grandes.

Cuidado con la aspirina. La aspirina, el ibuprofén y otros fármacos antiinflamatorios no esteroídicos (o *NSAID* por sus siglas en inglés) pueden irritar el revestimiento del estómago y descomponer su capa mucosa protectora, causando malestar, dice el Dr. Lamb. A la larga, el uso excesivo de estos medicamentos puede conducir a úlceras o problemas renales.

"Una aspirina al día para prevenir derrames cerebrales o ataques cardíacos es una medida segura y sigue siendo una buena idea. Sin embargo, algunas personas presentan irritación después de tan sólo unas cuantas dosis", advierte el Dr. Lamb.

Puede tomar acetaminofén (*acetaminophen*) en lugar de aspirina si ésta le causa dolores estomacales. También puede dar acetaminofén a sus hijos, siempre y cuando no tengan un problema estomacal como un virus intestinal.

Dolor de garganta

Consejos para las cuerdas

El dolor de garganta no hay que tomarlo a la ligera. El padre de los Estados Unidos lo hizo y es posible que su indiferencia le haya costado la vida. George Washington tenía dolor de garganta antes de morir, causado por un absceso oral infectado que se le complicó. De haberle prestado más atención a su garganta, tal vez se hubiera alterado el curso de la historia.

Algunos dolores de garganta son causados por irritantes físicos. Pero la garganta rasposa casi siempre es el resultado de infecciones de las vías respiratorias altas y del goteo posnasal. Cualquier bloqueo de las vías nasales, como los causados por alergias, puede producir un dolor de garganta debido a que cuando se respira por la boca en lugar de la nariz se crea un clima seco e irritante en la garganta. "La nariz está diseñada para humedecer, filtrar y calentar el aire cada vez que se inhala —dice la Dra. Deborah Loney, una otolaringóloga con consulta privada en Sterling, Virginia—. La boca no puede realizar estas funciones con eficacia".

Cuando la garganta duele, algunas cosas que pueden ayudar a disminuir el dolor son tomar líquidos tibios o usar los rociadores y pastillas para la garganta vendidos sin receta médica, sugiere el Dr. Sanford Archer, profesor adjunto de Otorrinolaringología de la Universidad de Kentucky en Lexington. Otra cosa que se puede probar son gárgaras suaves con un vaso grande de agua, una pizca de sal y una pizca de bicarbonato de sodio. Chupar cubitos de hielo o paletas congeladas de jugo de fruta también ayuda a entumecer los tejidos adoloridos.

Pero el mejor tratamiento es la prevención, por supuesto: impedir que aparezca el dolor de garganta. A continuación presentamos algunos consejos para mantener las vías nasales bien limpiecitas y libres de obstrucciones. De está forma las narices de todos los miembros de la familia podrán hacer el trabajo para el que fueron diseñadas: humedecer y calentar el aire.

Hay que controlar las alergias. Si alguien en casa sufre de alergias se debe hablar con el médico de la familia para determinar cuáles son los medicamentos que mejor controlan el goteo posnasal causado por ese problema, dice el Dr. Archer.

El moho debe mantenerse a raya. Si algún miembro de la familia es sensible al moho quizás sea conveniente instalar filtros de aire para alergias en el calefactor de la casa, siempre y cuando estos filtros se limpien con regularidad, indica el Dr. Archer. Para ayudar a detener el crecimiento de los tipos de moho que se extienden sobre las superficies, se deben reparar todos los marcos de las puertas y los antepechos de las ventanas por donde entre el agua. Y es importante usar un deshumidificador en los lugares húmedos, como el sótano y el ático (desván), sugiere el otolaringólogo. Para evitar el crecimiento de moho en el interior del deshumidificador hay que vaciarlo con frecuencia.

A la batalla contra los ácaros. Si alguien en casa es alérgico a los ácaros del polvo hay que batallar con ellos por todos los medios. Si usted limpia sus alfombras y muebles con vapor más o menos cada tres meses podrá disminuir la acumulación de polvo. Compre fundas antialergias (*allergy covers*) para su colchón y almohadas, dice el Dr. Archer, y use agua caliente para lavar las sábanas y las fundas de las almohadas. También ayuda que todos usen pantuflas (chancletas) en la casa en lugar de andar descalzos, porque los ácaros del polvo viven de las escamas de piel que se desprenden de los pies.

Meta los peluches a la secadora. Los animales de peluche también pueden acumular una gran cantidad de polvo. Siempre y cuando no tengan muchas partes de plástico se pueden meter a la secadora a una temperatura baja durante 20 minutos, dice el Dr. Archer. No es necesario lavarlos, pues lo que mata los ácaros del polvo es el calor.

Bañe sus mascotas. Aunque alguien en la familia sea alérgico a la caspa de los perros o los gatos, probablemente no haya que deshacerse de la mascota familiar para prevenir el dolor de garganta. "Al bañar su mascota con champú y agua tibia dos veces al mes podrá reducir sustancialmente la cantidad de caspa", dice el Dr. Archer.

Déle un tratamiento al cepillo de dientes. Si alguien en casa tiene una infección viral o bacteriana, no deje que esta persona use el cepillo de dientes de otro miembro de la familia, indica el Dr. Archer. Es una forma muy fácil de trasmitir los gérmenes que pueden provocar el dolor de garganta. Si los cepillos de dientes de toda la familia habitan en un contenedor común, los demás pueden protegerse remojando su cepillo de dientes en un poco de *Listerine* para matar los gérmenes, dice el experto. Y asegúrese de tirar los cepillos de dientes viejos y andrajosos a la basura en cuanto empiecen a mostrar las primeras señales de deterioro (cada tres a seis meses, o tan pronto como las cerdas empiecen a doblarse hacia afuera). Si guarda estos cepillos pueden convertirse en verdaderos criaderos de gérmenes.

Es mucho mejor con vapor. Cuando alguien sienta que le va a dar un dolor de garganta, la Dra. Loney recomienda dejar correr agua caliente en el lavamanos del baño, taparse la cabeza con una toalla e inclinarse sobre el lavamanos. Luego se inhala profundamente a través de la boca. Esto se hace durante cinco minutos y se repite unas cuantas veces al día para humedecer la garganta.

Súbale al humidificador. Cuando la calefacción de la casa está encendida se puede despertar con dolor de garganta por la mañana, sobre todo si se tiende a respirar por la boca al dormir. Para que el aire en el interior de la casa no esté tan seco, la Dra. Loney sugiere usar un humidificador de vapor frío en las estancias y los dormitorios (recámaras). Sólo hay que asegurarse de limpiarlo con frecuencia, dado que puede empezar a alojar moho y crear un ambiente irritante si no se siguen las instrucciones de limpieza adecuadamente.

Aminore el dolor con agua. La mucosidad al fondo de la garganta puede ser bastante espesa e irritante, indica el Dr. Archer. Tomar muchos líquidos, de preferencia agua, ayuda a que sea menos espesa y abrasiva. De ocho a 10 vasos de 8 onzas (240 ml) de agua al día son suficientes para lograr esto, dice el otolaringólogo. No obstante, hay que evitar las bebidas que contengan cafeína, dado que su efecto diurético puede hacer que se pierdan más líquidos y empeorar el problema de la mucosidad.

Mientras más limpias, mejor. "Los gérmenes se trasmiten con mucha facilidad de las manos de una persona a las de otra", dice la Dra. Loney. Por eso la costumbre de lavarse las manos con frecuencia, especialmente antes de comer, disminuye el riesgo de pescar una infección de garganta.

Se debe tomar un polivitamínico y quizá un poco más de vitamina C. "Un buen suplemento balanceado de vitaminas y minerales es algo saludable para tomarse a diario", dice el Dr. Archer. Ciertos estudios de investigación han demostrado que es posible reducir la probabilidad de infectarse si se toman 500 miligramos de vitamina C a intervalos regulares cuatro veces al día. "Esta dosis no puede causar daño alguno, dado que la vitamina C no usada por el cuerpo se excreta a través de la orina —dice el experto—. Por lo tanto, si alguien estuviese luchando constantemente contra los resfriados (catarros) y quisiera probarlo, yo le daría luz verde" para tomar esta vitamina. Sin embargo, el exceso de vitamina C puede causar diarrea en algunas personas, así que si la dosis recomendada por el Dr. Archer provoca diarrea hay que disminuirla. Además, hay que tener presente que la dosis recomendada es para adultos, no para niños. Algunos pediatras recomiendan una dosis máxima de 100 mg de vitamina C cuatro veces al día para niños. Sólo se les debe dar vitamina C mientras estén sufriendo del dolor de garganta y luego suspenderlo. La vitamina C *no es* una medida preventiva contra el dolor de garganta en los niños, sino un remedio que ayuda cuando ya están sufriendo el mal. El consumo prolongado de altas dosis de vitamina C por niños puede conducir a problemas con los riñones y el metabolismo. Por lo tanto, consulte a su pediatra con cualquier duda que tenga con respecto a la vitamina C.

Como decía la abuelita: "Tápate la boca". El aire helado de invierno quizá no se sienta tan seco como el del desierto, pero en realidad lo es tanto como el de la meseta de Arizona. Y cuando el aire está así de seco, reseca la garganta. En los climas húmedos y cálidos se reduce la probabilidad de tener dolor de garganta, señala el Dr. Archer. Si usted y su familia viven en un lugar donde el invierno es frío y seco, "al menos trate de limitar la cantidad de aire frío a la cual exponga su garganta", dice el Dr. Archer. Quizás sea conveniente taparse la boca con una bufanda cuando la temperatura baja mucho.

DOLOR DE OÍDO

Que estos consejos no le entren por un oído y le salgan por el otro

Preste oídos, porque para entender cómo prevenir los diferentes tipos de dolor de oído es necesario escuchar un poco más acerca de ellos.

El oído consiste en tres partes: el oído externo, el oído medio y el oído interno. El oído externo es la parte que se puede ver y también el canal auditivo. Al final del canal auditivo está el tímpano, una membrana delgada que cubre la entrada al oído medio. Aquí es donde se encuentra la trompa de Eustaquio, la cual se conecta con la nariz y la garganta. Esta trompa permite que los líquidos que fomentan el crecimiento de las bacterias y los virus se drenen hacia fuera del oído medio. A mayor profundidad todavía se encuentra el oído interno, que encierra los centros de audición y de equilibrio del cuerpo.

La mayoría de los dolores de oído se deben a una infección. Y la mayoría de las infecciones del oído externo ocurren cuando el canal auditivo está demasiado húmedo, lo cual permite el crecimiento de las bacterias. Estas infecciones disminuyen la audición temporalmente, causan dolor y pueden producir comezón. A veces las infecciones del oído medio ocurren cuando se tapa el sistema de drenaje —la trompa de Eustaquio—, permitiendo que prosperen las bacterias y los virus en el oído medio. Una infección del oído medio o respiratoria que no es tratada puede llevar a una infección del oído interno, la cual a menudo provoca náuseas y vómito porque produce vértigo (la sensación de que todo da vueltas alrededor de uno).

Los niños son propensos a sufrir infecciones del oído dado que sus trompas de Eustaquio tienden a inflamarse y a obstruirse cada vez que los chamacos tienen un resfriado (catarro), una infección de los senos nasales o una reacción alérgica. Según el Dr. Michael Macknin, jefe de la Sección de Pediatría General en la Fundación Clínica de Cleveland, en Cleveland, Ohio, una trompa de Eustaquio inflamada no puede realizar su trabajo, lo cual hace que su hijo sea más susceptible a una infección del oído medio. Cuando su hijo tenga una infección del oído medio usted se dará cuenta enseguida; probablemente será de madrugada cuando se levante llorando y con fiebre.

La mejor manera de prevenir los dolores de oído causados por infecciones es manteniendo bien seco el interior de los oídos, dice la Dra. Anu Sheth, doctora en jefe del Centro de Salud Infantil Egleston en Dunwoody, Georgia. También hay otros consejos buenos. Primero vamos a repasar lo que usted debe hacer para prevenir las infecciones del oído en sus hijos, y luego las medidas para prevenirlas en los adultos.

Consejos para su chamaco

Apártelo del humo. Los estudios han comprobado que los hijos de fumadores tienen más resfriados e infecciones del oído que los hijos de personas que no fuman. "Si fuma, lo mejor que puede hacer por su hijo es dejarlo. Pero si no lo hace cuando menos fume afuera, no cerca de su hijo", indica el Dr. Macknin.

Amamante a su bebé. La lactancia brinda un beneficio protector a los niños, porque los anticuerpos trasmitidos a través de la leche materna al parecer disminuyen las probabilidades de que su bebé sufra una infección, según señala el Dr. Charles D. Bluestone, profesor de Otorrinolaringología en la Universidad de Pittsburgh en Pittsburgh, Pensilvania. La leche materna también parece contener un elemento que ayuda a prevenir que las bacterias se instalen en la membrana mucosa de la garganta, lo que hace menos probable que los gérmenes puedan viajar por la trompa de Eustaquio hacia el oído, afirma el experto. "Si quiere prevenir las infecciones del oído debe amamantar a su bebé cuando menos durante los primeros seis meses", aconseja el Dr. Bluestone.

CUÁNDO CONSULTAR AL MÉDICO

Si su hijo todavía está enfermo o tiene dolor después de tres días de tomar antibióticos por una infección en los oídos, debe llevarlo al médico, dice el Dr. Charles D. Bluestone, profesor de Otorrinolaringología en la Universidad de Pittsburgh en Pittsburgh, Pensilvania. Es posible que tenga una cepa de bacterias resistentes al antibiótico que está tomando y que requiera un medicamento más fuerte para eliminar la infección.

"Si su hijo tiene un dolor agudo, su pediatra u otorrinolaringólogo (el especialista en padecimientos del oído, la nariz y la garganta) puede practicarle una miringotomía —sugiere el Dr. Bluestone—. En este sencillo procedimiento de consultorio, una pequeña perforación del tímpano afectado ayuda a aliviar la presión y deja salir los líquidos. Con esto el dolor generalmente se alivia de inmediato".

Aliméntelo derecho. Cuando amamante a su bebé o le dé el biberón, manténgalo erguido, especialmente si tiende a regurgitar un poco de comida. "Si el bebé está en posición horizontal mientras lo alimenta, la leche regurgitada puede pasar hacia la trompa de Eustaquio y posiblemente causar una infección", dice el Dr. Gerald Zahtz, profesor auxiliar de Otorrinolaringología en el Colegio de Medicina Albert Einstein de la ciudad de Nueva York. Es menos probable que esto suceda si sostiene al bebé en un ángulo de por lo menos 45 grados mientras lo alimenta, señala el Dr. Zahtz.

En casa es mejor que en guardería. Los bebés menores de un año son especialmente vulnerables a muchos de los virus que existen en el ambiente de una guardería infantil, afirma el Dr. Bluestone, y el resultado es que terminan con más infecciones auditivas que los niños cuidados en casa. De ser posible, demore el ingreso de su hijo a una guardería hasta que haya superado esta etapa tan crítica.

Ojo con las alergias a la leche. En raras ocasiones las infecciones recurrentes del oído se deben a una alergia a la leche, dice el Dr. Zahtz. "Si un niño con infecciones crónicas tiene menos de un año, trate de retirarle los productos lácteos durante cuatro semanas para ver qué sucede".

Sin embargo, no vaya a cambiar la alimentación del niño sin antes consultar a su médico, advierte el Dr. Zahtz, porque podría poner en peligro su salud.

Fíjese si tiene los signos de una infección de los senos. Si su hijo tiene un resfriado y su mucosidad nasal empieza a espesarse y a adquirir color, consulte al médico. La mucosidad espesa, amarillenta o verde puede ser señal de una infección en los senos nasales que deberá ser tratada con antibióticos, indica el Dr. Zahtz. Si el problema se trata oportunamente hay una buena posibilidad de evitar una infección en el oído, dice el otorrinolaringólogo.

Consejos para que los grandes anden sin infecciones

Deben estar bien secos. A los nadadores les dan muchas infecciones de oído, pues pasan el mismo tiempo con los oídos tapados por el agua que con el cabello mojado. "El 'oído de nadador' puede prevenirse manteniendo seco el canal auditivo —dice la Dra. Sheth—. Y esto es facilísimo de lograr si se usa una secadora de cabello". El aire tibio hace que la humedad atrapada se evapore.

Sólo hay que tener cuidado de no quemarse las orejas. La secadora de cabello debe ajustarse de modo que el aire salga tibio, no caliente, y a una velocidad baja. Hay que probar la temperatura del aire en la muñeca después de que la secadora de cabello haya estado funcionando un ratito. La secadora se sostiene lo más lejos posible del oído y se mueve lentamente de un lado al otro durante varios minutos.

A jalar e inclinarse. Cuando se salga de una piscina o de la ducha (regadera), una acción muy sencilla puede prevenir infecciones. Se jala el lóbulo de la oreja hacia abajo y se inclina la cabeza. Luego se sacude el lóbulo de cada oreja para sacar el agua que haya quedado dentro del oído. La Dra. Sheth dice que este movimiento ayuda a enderezar el canal auditivo y permite que se salga el agua atrapada en su interior.

Con gotas se les gana. Las infecciones de oído también pueden prevenirse usando gotas para los oídos hechas en casa, las cuales se preparan mezclando partes iguales de alcohol y vinagre blanco destilado, dice la Dra. Sheth. Después de que se termine de nadar se ponen tres o cuatro gotas en cada oído. Este tratamiento no aumenta la humedad en los oídos, pues conforme el alcohol se evapora absorbe algo del agua que se haya quedado en el oído. Y el vinagre ayuda a inhibir el crecimiento de bacterias y hongos en ese ambiente húmedo y calientito.

CÓMO MANDAR A VOLAR EL DOLOR DE OÍDOS QUE DA EN LOS AVIONES

El dolor de oídos que nos da cuando ascendemos o descendemos de una altura de 8 millas (13 km) por encima de la Tierra no es producto de una infección. Cuando estamos en el aire, nuestros oídos a menudo nos duelen debido a presiones desiguales al interior y al exterior del tímpano. La presión empuja el tímpano hacia dentro y provoca un dolor agudo. Salve sus oídos y los de su familia con las siguientes medidas aéreas.

Despeje el camino antes de despegar. Los investigadores dicen que se puede poner fin a los dolores de oído producidos por los viajes en avión tomando un simple descongestionante de los que se venden sin receta 30 minutos antes de que el vuelo despegue. En un estudio de investigación realizado con 190 pasajeros de avión que sufrían un recurrente dolor de oído, sólo el 32 por ciento de las personas que tomaron un descongestionante con pseudoefedrina (*pseudo-ephedrine*) antes de despegar tuvieron dolor de oídos. Por su parte, el 62 por ciento de las personas que no tomaron un descongestionante tuvieron dolor de oídos.

Los descongestionantes funcionan porque abren la trompa de Eustaquio, lo cual evita que se acumule presión (el origen del dolor y de los tronidos) en el interior del oído. Estos medicamentos también ayudan a disminuir las secreciones que pueden llegar a tapar la trompa, indica el Dr. Jeffrey Jones, coautor del estudio y director del departamento de medicina de urgencia del Hospital Butterworth en Grand Rapids, Michigan.

El descongestionante debe tomarse *antes* de despegar el vuelo, dice el Dr. Jones. No funcionará igual de bien si se toma después de que se presente el dolor. En otro estudio que realizó para darle seguimiento al anterior, el Dr. Jones encontró también que los descongestionantes orales funcionan mejor que los rociadores nasales. Una dosis debe durar todo el día; por lo tanto, no hay que seguir tomando descongestionantes si el vuelo se demora. El único efecto secundario observado durante el estudio fue cierta somnolencia.

Dos advertencias: Hay que evitar la pseudoefedrina si se tiene una enfermedad de la tiroides, del corazón, hipertensión (presión arterial alta), diabetes o una próstata agrandada. Además, se debe consultar al médico antes de dar la pseudoefedrina a los bebés o los niños.

Considere la maniobra de Frenzel. Si usted o un familiar suyo no desea tomar descongestionantes o no puede hacerlo por motivos de salud, pruebe el método de Frenzel para destaparse los oídos. Se tapa la nariz apretando las ventanas nasales con los dedos y se empuja la lengua firmemente contra la parte trasera del paladar. Esto hace que se introduzca un poco de aire a través de los trompas de Eustaquio. Dado que este método es mejor para prevenir el problema que para tratarlo lo mejor es que se empiece a hacerlo tan pronto como el avión comience a despegar y también en cuanto inicie el proceso de aterrizaje.

Déle su biberón al bebé. Para prevenir que a un bebé le empiecen a doler los oídos durante el despegue o el aterrizaje, déle su biberón para que lo esté chupando durante el ascenso o el descenso del avión. Esto puede ayudar a destaparle los oídos. Para mayor seguridad, fíjese en que el bebé esté sentando en posición vertical mientras toma su biberón.

A los niños mayores déles algo de chupar. Los niños mayores pueden chupar dulces o pastillas durante el vuelo o bien mascar chicle, si tienen edad suficiente (los adultos que no pueden tomar descongestionantes también pueden probar este *tip*). El objetivo es que constantemente estén tragando para que sus oídos se mantengan destapados. Si se han quejado de dolor de oídos en ocasiones anteriores, dice el Dr. Jones, quizá sea una buena idea darles el descongestionante que recomiende su pediatra.

DOLOR DE RODILLA

Se puede aliviar de antemano

Desde subir las escaleras hasta arrodillarnos en el jardín, esa bisagra importantísima que tenemos a la mitad de las piernas se ejercita vigorosamente a diario. De tal modo no sorprende que las lesiones de las rodillas representen más de la cuarta parte de todos los problemas tratados por cirujanos ortopedistas. En cuanto a su construcción. . . bueno, nada es perfecto.

"En esencia, la rodilla es como una pelota redonda que descansa sobre una superficie plana y que se mantiene en su lugar por medio de unas ligas de goma (hule). Y la rótula es como un cubo de hielo sobre una mesa de formaica", explica el Dr. James M. Fox, un cirujano ortopedista y especialista en rodillas del Instituto Ortopédico de California del Sur en Van Nuys.

Con razón son tantas las personas que presentan problemas de las rodillas con el paso del tiempo. En mayor o menor grado, la osteoartritis de la rodilla aflige a casi todas las personas al cumplir los 60 años de edad, dice el Dr. Fox. La osteoartritis es el tipo de artritis inflamatoria que resulta del desgaste presentado alrededor de la articulación y dentro de ella.

Sin embargo, sí es posible prevenir los problemas de la rodilla. Y el primer paso que se debe tomar es salir a caminar, tanto para quemar calorías como para fortalecer los músculos de las piernas.

Con menos peso hay menos dolor. "Para prevenir el dolor de rodilla causado por la osteoartritis o una lesión, lo primero que uno tiene que hacer es bajar de peso", dice el Dr. Fox. El motivo, por supuesto, es que entre mayor sea el peso del cuerpo, más presión se ejercerá sobre esta articulación —que debe soportar el peso del cuerpo— y más esfuerzo tendrá que realizar. "Si usted coloca una bolsa de arena en la cajuela (maletero) de su carro para que las llantas (gomas) tengan mayor tracción durante el invierno, pero luego conduce su carro con la bolsa de arena en la cajuela durante todo el año, sus llantas se desgastarán más de lo normal. Si usted pesa 10 libras (5 kg) de más, tiene que cargar este peso adicional todo el tiempo y sus rodillas se desgastarán más de lo normal. Esas 10 libras de más ejercen una presión adicional de 60 libras por pulgada cuadrada

(4 kilogramos por centímetro cuadrado) sobre sus rodillas cada vez que da un paso".

Los estudios científicos apoyan las aseveraciones del Dr. Fox. En una investigación a largo plazo realizada con 1,178 hombres, los que tenían un sobrepeso de 20 libras (9 kg) en la edad adulta temprana enfrentaban una probabilidad casi dos veces mayor de desarrollar osteoartritis de la rodilla más adelante en sus vidas. En un estudio efectuado con 48 mujeres afectadas por sobrepeso y osteoartritis de la rodilla que perdieron 15½ libras (7 kg) de peso en promedio caminando sobre una estera mecánica (*treadmill*) y mediante una alimentación baja en calorías y en grasa, el 40 por ciento reportaron sólo la mitad del dolor después de haber bajado de peso. (Para mayor información sobre cómo perder peso, vea "Sobrepeso" en la página 160).

Hay que pensar en las pantorrillas. Además de adelgazar hay que fortalecer los músculos que sirven de apoyo a la articulación de la rodilla: los músculos de las pantorrillas; el cuadríceps, en la parte anterior del muslo; y los tendones de la corva, en la parte posterior del muslo. "Millones de estadounidenses han sufrido dolor de rodilla o lesiones de rodilla —dice el Dr. Fox—. La mayoría de estos dolores, torceduras y desgarres pudieron haberse evitado bajando de peso y acondicionando correctamente los músculos".

Los músculos guían la rodilla de forma similar a cómo las riendas guían un caballo, dice el Dr. Fox. Si no son lo suficientemente fuertes, la articulación se bambolea para todas partes y por lo tanto es más probable sufrir una lesión.

Tener músculos fuertes en las piernas también ayuda a prevenir el dolor de la osteoartritis de la rodilla, afirma el Dr. Arthur Brownstein, instructor clínico de Medicina en la Escuela de Medicina de la Universidad de Hawai y director de la Clínica Médica de Princeville en Princeville. "El 98 por ciento del dolor en cualquier articulación artrítica es causado por músculos, tendones y ligamentos débiles *alrededor* de la articulación —indica el experto—. Unos músculos más fuertes previenen el dolor al disminuir la presión ejercida sobre la articulación".

Fortalecer los músculos de las piernas no significa tener que contratar a Arnold Schwarzenegger como entrenador personal. "La mejor manera de fortalecer los tendones de la corva, los cuadríceps y los músculos de las pantorrillas es caminando", dice el Dr. Fox. Recomienda caminar regularmente de 30 a 40 minutos tres o cuatro días a la semana;

este ejercicio se puede alternar con correr o andar en bicicleta, si así se desea. Sin embargo, es buena idea conseguir la autorización de un médico antes de comenzar con un nuevo programa de ejercicios.

Que el calzado sea el adecuado. Si se hace ejercicio con regularidad pero se empieza a sentir dolor en la rodilla, hay que revisar bien el calzado deportivo, afirma el Dr. Fox. "El zapato deportivo correcto mantiene estable la rodilla y reduce el impacto; ambos factores son clave para evitar lesiones. Los zapatos para correr, por ejemplo, no están diseñados para caminar. Tienen una pisada y un acojinado diferentes de los que hacen falta para esta actividad".

Para encontrar el mejor calzado deportivo, el Dr. Fox recomienda comprarlo en una tienda de zapatos donde se vendan muchos tipos y marcas de zapatos deportivos especiales para distintas actividades. "Una forma excelente de conseguir buenos consejos sobre el mejor lugar para comprar zapatos deportivos es preguntándoles a sus amistades", agrega el especialista.

Una pose preventiva. Al mismo tiempo que se fortalezcan los músculos que rodean las rodillas, también es importante mantenerlos flexibles. La técnica más eficaz para lograr esto es "un simple estiramiento de yoga llamado la 'pose pélvica' —dice el Dr. Brownstein—. De hecho la pose pélvica es tan eficaz para detener el dolor que incluso puede curar el dolor de rodilla. He recetado esta pose a personas con osteoartritis avanzada que ya habían sido programadas para someterse a una cirugía de reemplazo de la rodilla, y han sido capaces de recuperar el funcionamiento completo de su rodilla sin dolor alguno".

Para hacer la pose pélvica hay que arrodillarse sobre una colchoneta o el piso alfombrado de modo que los talones queden debajo de los glúteos. La parte superior de los dedos de los pies deberá descansar plana sobre el piso y los brazos deberán colgar libremente a ambos lados del cuerpo. Si se percibe demasiada presión sobre los tobillos se puede enrollar una toalla y colocarla entre la articulación del tobillo y la colchoneta o alfombra. Se puede adoptar esta posición en cualquier momento del día y mantenerla el tiempo que resulte cómodo, aconseja el Dr. Brownstein. "Cuando se esté revisando la correspondencia, en lugar de sentarse en el sofá e inclinarse sobre una mesa de centro, se debe hacer la pose pélvica y leer la correspondencia en esta posición. También se puede adoptar esta posición mientras se esté doblando la ropa, viendo la televisión o leyendo. Es la mejor forma de prevenir el dolor de rodilla".

CÓMO EVITAR
LA CIRUGÍA DE LA RODILLA

Cuando la osteoartritis provoca un dolor de rodilla que va en constante aumento, algunos doctores recomiendan la cirugía, pero tal vez exista una forma de eludirla. Las personas que tienen osteoartritis pueden evadir el bisturí echando a andar la bicicleta fija o saliendo a caminar al parque.

Un estudio de investigación encontró que el ejercicio aeróbico reduce el dolor y los niveles de incapacidad lo suficiente como para que unas personas con osteoartritis que ya estaban pensando en someterse a una cirugía de reemplazo de la rodilla "pudieran posponerla durante varios años", dice el Dr. Walter Ettinger, quien encabezó el estudio. En algunos casos el ejercicio puede eliminar por completo la necesidad de someterse a una cirugía.

Las personas que participaron en el estudio hicieron ejercicios de 30 a 45 minutos tres veces por semana. De las 439 personas con osteoartritis, las que hacían ejercicio aeróbico a diario reportaron una reducción del 12 por ciento en el dolor de rodilla así como mayor movilidad al caminar, subir y bajar escaleras y entrar y salir de su carro. Las personas que levantaban pesas también reportaron una importante disminución del dolor y un considerable aumento en su movilidad.

Los ejercicios pueden lograr que una articulación artrítica se torne menos rígida, porque fortalecen los músculos que rodean la rodilla, estabilizan la articulación y la hacen menos susceptible al dolor, señala el Dr. Ettinger. También pueden provocar un aumento en la producción de endorfinas, unas sustancias que bloquean el dolor. Además, conforme las personas que hacían ejercicios fueron observando mejorías desarrollaron una actitud de "puedo lograrlo", la cual se encargó de disminuir su percepción del dolor.

Si hay dolor se puede modificar. Si ya se siente algo de dolor en la rodilla se puede hacer una versión modificada de la pose pélvica para evitar que el dolor empeore. Lo que hay que hacer es arrodillarse cerca de un sofá o de la cama, pero mantenerse erguido y apoyarse con los brazos sobre el colchón de la cama o el respaldo del sofá. Se coloca una pila de almohadas o cobijas dobladas sobre las pantorrillas detrás de las rodillas. "Lentamente se baja el cuerpo hasta quedar sentado sobre la pila de almohadas o cobijas", aconseja el Dr. Brownstein. Si se empieza a sentir dolor hay que levantar el cuerpo un poco hasta llegar a una altura donde ya no se sienta dolor y descansar en esta posición, apoyándose en la pila. Entonces se respira profunda, lenta y suavemente para llevar oxígeno a las células de los músculos que se están estirando.

Esta pose pélvica modificada debe repetirse y sostenerse el tiempo que resulte cómodo. Poco a poco hay que alargar el tiempo hasta que sea posible sostenerla de 10 a 15 minutos entre tres y cinco veces al día, sugiere el Dr. Brownstein. En cada repetición se va disminuyendo la altura de la pila, de modo que se pueda colocar más peso sobre las piernas. "Con el tiempo será posible llegar hasta abajo sin sentir dolor, de modo que todo el peso de la parte superior del cuerpo se apoye sobre la parte inferior de las piernas —indica el experto—. Esto ayudará a que sanen las rodillas".

Ejercicios de escritorio. Cuando se permanece todo el día sentado en la silla de la oficina es muy probable que las articulaciones de las rodillas no se lubriquen con eficacia, opina Richard Braver, D.P.M., un podiatra del deporte en Englewood, Nueva Jersey. En este caso lo que recomienda para prevenir el dolor de rodilla es un ejercicio sencillo que sólo tarda 10 segundos, la contracción del cuádriceps. Este ejercicio contrae los cuádriceps, los músculos anteriores del muslo ubicados justo arriba de la rodilla. A continuación explicaremos cómo se hace.

Primero que nada, para hacerlo uno tiene que estar sentado en una silla. Las piernas se extienden de modo que los talones descansen sobre el piso. Los cuádriceps se aprietan, sosteniendo la contracción durante dos segundos, y luego se sueltan. El ejercicio se repite cinco veces. Se hace una pausa de relajamiento y finalmente se realiza otra serie de cinco contracciones.

"En esencia estas contracciones provocan que el cartílago secrete un líquido que baña la articulación de nutrientes", dice el Dr. Braver. Es posible hacer este ejercicio cada vez que se sientan rígidas las rodillas, agrega el podiatra, como después de haber estado sentado en el carro, en el cine o en una larga reunión (junta).

DOLORES (CÓLICOS) MENSTRUALES

Cómo evitar la batalla mensual

En África, una tribu primitiva llamada los dogón somete a las mujeres que están menstruando a una especie de cuarentena. Tienen que vivir aisladas en chozas especiales, sin ningún contacto con sus familias, hasta que terminen sus períodos.

Afortunadamente a la mayoría de las mujeres no se les obliga cada mes a este tipo de cuarentena. Por otra parte, si tomamos en cuenta todas las molestias que la menstruación provoca, entre ellas los dolores menstruales, tal vez a algunas mujeres les gustaría seguir el ejemplo de las dogonas. Y quizás hasta las familias de ciertas mujeres quisieran adoptar el sistema dogón, en vista de los fuertes cambios de humor que la regla puede provocar.

Bromitas y costumbres de tribus primitivas aparte, el fastidioso problema de los dolores menstruales es muy común. Se calcula que más del 80 por ciento de las mujeres sufren de este mal; en algunos casos, el dolor llega a ser tan fuerte que ni pueden ir a trabajar. Fundamentalmente se trata de contracciones extremas del músculo uterino, explica la Dra. Liliana Gaynor, profesora clínica adjunta del departamento de Obstetricia y Ginecología en la Escuela de Medicina de la Universidad del Noroeste en Chicago. Por fortuna hay cosas que sirven para prevenir el dolor. . . sin necesidad de irse a vivir a una choza una vez al mes.

Tome un medicamento antiinflamatorio no esteroídico. Los medicamentos antiinflamatorios no esteroídicos (o *NSAID* por sus siglas en inglés) se venden sin receta para aliviar los dolores menstruales. Son tan eficaces que los doctores rara vez recomiendan otra cosa. Los dolores menstruales se alivian fácilmente con un medicamento como el naproxeno (*Naprosyn*), dice la Dra. Gaynor. Además de eliminar el dolor que ya se tiene, puede ayudar a prevenir futuras molestias. Para tomarlo, siga las instrucciones que aparezcan en la etiqueta.

Anticípese al dolor. Los investigadores médicos están bastante seguros de que el problema de las contracciones uterinas que resulta en dolores menstruales se debe a un exceso de las sustancias químicas llamadas prostaglandinas, las cuales provocan las contracciones. Además de actuar como analgésicos, los NSAID ayudan a prevenir la producción de prostaglandinas.

Para que los NSAID funcionen y realmente prevengan el dolor, usted tiene que tomar su dosis oportunamente. "La clave está en tomar el medicamento antiprostaglandinas a tiempo —afirma la Dra. Margery Gass, directora del Centro para la Menopausia y la Osteoporosis en el Hospital Universitario de la Universidad de Cincinnati—. Si su menstruación es muy regular puede empezar a tomar el medicamento un día antes de su período. De otro modo tome el NSAID al primer indicio de un síntoma, de acuerdo con las instrucciones que aparezcan en la etiqueta".

Elimínelos con calor. Durante siglos las mujeres han usado el calor para aliviar los dolores de la menstruación. Usted no tiene por qué darle la espalda a esta tradición si le sirve para prevenir el dolor. A muchas mujeres les funciona, indica Donna Orofino Patno, R.N., una naturópata así como enfermera y partera certificada del Centro de Hormonas Femeninas, el cual forma parte del Centro de Estudios de la Salud en Beachwood, Ohio. "Saque un cojín eléctrico o su bolsa de agua caliente y envuélvalos con una toalla —recomienda la experta—. Póngase cómoda en el sofá, con un buen libro al lado, coloque el cojín eléctrico sobre su vientre y tápese con una frazada (cobija, manta, frisa)". Quizá con eso baste para evitar que empeoren sus dolores menstruales.

Considere tomar píldoras anticonceptivas. Si usted elige la píldora anticonceptiva como método de control natal, es posible que le brinde un beneficio adicional: prevenir los dolores menstruales. "La píldora anticonceptiva ayuda al suprimir la ovulación —afirma la Dra. Gass—. Para la mayoría de las mujeres puede ser una forma muy sencilla de controlar los dolores menstruales". Su médico le ayudará a decidir si las píldoras le convienen o no.

Enfermedad de Alzheimer

La clave está en cuidar el cerebro

Muchas personas hemos visto el desgarrador deterioro mental que provoca la enfermedad de Alzheimer. Comienza con pequeñas fallas de la memoria y puede convertirse en la incapacidad total de reconocer hasta las caras más familiares. Es una manera cruel de terminar la vida.

Muchos también creen que la enfermedad de Alzheimer es inevitable para algunas personas. Sin embargo, ciertos científicos dicen que no es así. Según ellos es posible prevenirla. En efecto existen diversas formas prácticas y sencillas, algunas descubiertas hace apenas algunos años, de disminuir el riesgo de desarrollar la enfermedad de Alzheimer.

Hay que cuidar el cerebro como gallo fino

Para cuidarse contra la enfermedad de Alzheimer, lo más importante es evitar los "miniderrames cerebrales". "Los derrames cerebrales parecen incrementar el riesgo de desarrollar la enfermedad de Alzheimer", señala el Dr. David Snowdon, director del Estudio de Monjas del Centro Sanders-Brown del Envejecimiento de la Universidad de Kentucky en Lexington.

El Dr. Snowdon no se refiere a los derrames cerebrales devastadores que causan parálisis y problemas del habla, sino a los derrames pequeños y muy discretos que pueden ocurrir sin que la persona se dé cuenta siquiera. En relación con esto, él y sus colegas estudiaron a 102 monjas de 76 a 100 años de edad; llevaron un registro de sus facultades mentales mientras vivían y realizaron autopsias de sus cerebros después de que murieron. Descubrieron que las mujeres que habían sufrido miniderrames cerebrales —lo cual se determinó en las autopsias— tenían una probabilidad 11 veces mayor de presentar síntomas de demencia que aquellas que no sufrieron derrames cerebrales.

"Algo que todos podemos hacer en este mismo momento es tomar las medidas apropiadas para disminuir el riesgo de presentar un derrame cerebral", dice el Dr. Snowdon. En primer lugar debemos comer alimentos bajos en grasa y hacer ejercicio con regularidad, dos medidas que también disminuyen el riesgo de desarrollar la enfermedad de Alzheimer. Y también existen otras tácticas dirigidas a evitar los derrames cerebrales.

Aspirina para alejar el Alzheimer. Ciertas pruebas muy convincentes indican que la aspirina tal vez ayude a hacer fluir libremente la sangre, afirma el Dr. Dharma Singh Khalsa, presidente y director médico de la Fundación para la Prevención de la Enfermedad de Alzheimer en Tucson, Arizona. No obstante, antes de tomarse una aspirina regularmente, que por cierto debe ser una aspirina infantil de dosis baja, hay que consultar al médico, sobre todo si existe un problema estomacal, advierte el experto. En ocasiones la aspirina irrita el estómago y puede agravar una úlcera.

Menos presión = menos probabilidades. El riesgo de presentar un derrame cerebral también se reduce al disminuir la presión arterial. Unos investigadores llevaron un registro de la presión arterial de casi 400 hombres y mujeres de 70 años de edad en adelante. Quince años después de comenzado el estudio, sólo unos cuantos de los sujetos que participaron en el estudio tenían la enfermedad de Alzheimer. Los que la desarrollaron presentaban una presión arterial diastólica (el número inferior) más elevada que aquellos que no la contrajeron.

Si bien aún no es posible afirmar con toda seguridad que la hipertensión (presión arterial alta) provoca la enfermedad de Alzheimer, lo que sí se puede decir con seguridad es que vale la pena mantenerla bajo control. Un médico podrá indicarle si su presión arterial y la de sus familiares se encuentra dentro del rango saludable. El Dr. Khalsa ofrece los siguientes consejos a quienes necesiten disminuir su presión arterial. Para ello hay que:

- mantener un peso saludable;

- hacer ejercicio con regularidad, combinando un poco de ejercicio aeróbico con otro poco de pesas;

- preguntarle al doctor si conviene disminuir el consumo de sodio;

- tomar, sin fallar, los medicamentos para la presión arterial alta.

Abajo con la grasa. De acuerdo con un estudio que revisó todo lo que la Organización Mundial de la Salud ha publicado sobre la enfermedad de Alzheimer y la alimentación, se encontró que en aquellos países cuya población consume la mayor cantidad de grasa también se presenta la mayor incidencia de la enfermedad de Alzheimer, según indica el Dr. Khalsa. Por lo tanto se recomienda limitar el porcentaje de grasa al 20 por ciento, aproximadamente, del total de calorías consumidas. (Para mayor información, vea "Cuotas diarias de grasa para mujeres" en la página 99 y "Cuotas diarias de grasa para hombres" en la página 41). Hay muchas formas de reducir la cantidad de grasa consumida a este porcentaje recomendado. En términos generales es bueno disminuir el consumo de carne roja y alimentos altos en colesterol y comer más pollo y pescado. "Y ciertos pescados, como el atún, la trucha, la caballa (macarela, escombro) y el salmón, son ricos en ácidos grasos omega-3 —dice el especialista—. Estos ácidos grasos son buenos para el cerebro porque aíslan las fibras nerviosas".

La E puede ser excelente. Diversos estudios de investigación indican que dosis suplementarias de vitamina E sirven para revertir un caso

CUOTAS DIARIAS DE GRASA PARA MUJERES

A continuación presentamos una lista de las cantidades máximas de grasa que las mujeres deben consumir según su peso. Se puede limitar el consumo de grasa guiándose por estos números, pero para que le sirvan uno tiene que fijarse bien en las etiquetas de los alimentos para ver cuánta grasa contienen.

Si se compara esta tabla con la de los hombres en la página 41, se notará que los hombres pueden ingerir más grasa. Esto se debe a que generalmente pesan más y tienen más tejido muscular que las mujeres, lo cual los ayuda a quemar más grasa y calorías. Otra travesura de la naturaleza.

Peso (lb/kg)	Cuota de grasa (g)
110/50	29
120/54	31
130/59	36
140/63	38
150/68	40
160/72	42
170/77	44

moderado de la enfermedad de Alzheimer. El Dr. Khalsa recomienda tomar de 400 a 800 UI (unidades internacionales) al día. Sin embargo, es importante hablar de esto con el médico antes de empezar el tratamiento. En un estudio en el que se administraron suplementos de vitamina E en dosis bajas, se encontró que pueden aumentar el riesgo de sufrir un derrame cerebral hemorrágico.

La coenzima Q$_{10}$ cuida. El Dr. Khalsa sugiere tomar diariamente 100 miligramos de este suplemento, que él considera un neuroprotector de las células cerebrales. "También le proporciona más energía al cerebro porque trabaja en las 'plantas de energía' de la célula, o sea, las mitocondrias", dice.

La prevención verde. La hierba llamada *ginkgo* (biznaga) mejora la memoria porque incrementa la circulación en todo el cuerpo, incluyendo el cerebro, afirma el Dr. Khalsa. Recomienda tomar de 120 a 240 miligramos al día. No obstante, si se está tomando cualquier fármaco inhibidor de la monoaminooxidasa (o *MAO inhibitor* por sus siglas en inglés), con los que se trata la depresión o la ansiedad, hay que consultar primero al médico, dado que existe la posibilidad de que el *ginkgo* interactúe con el mismo.

La paz puede prevenirla. "El estrés produce una sustancia química llamada cortisol en la sangre, la cual es tóxica para el centro de memoria del cerebro. Es como el ácido de las pilas: lo corroe —dice el Dr. Khalsa—. Por eso recomiendo darse un poco de tiempo cada mañana para estar en paz". Según el experto, la mejor manera de lograr esto es meditando, leyendo la Biblia o rezando, de acuerdo con las preferencias religiosas o espirituales que se tengan. "Cuando se trata de mantener un nivel óptimo de salud cerebral y evitar que nuestro cerebro se deteriore a medida que envejezcamos, no hay nada mejor que el control del estrés o la meditación", indica.

Hay que poner el cerebro en forma. El Dr. Khalsa ofrece tres tipos de ejercicios para el cerebro.

1. Ejercicios mentales. Algunos estudios de investigación han demostrado que las personas mayores pueden crear nuevas conexiones entre sus células cerebrales si mantienen activa su mente. Uno de ellos puso a un grupo de personas mayores a andar en bicicleta fija y leer al mismo tiempo, mientras que otro grupo simplemente andaba en bicicleta. Es interesante señalar que el grupo que leía mostró una mejoría en la memoria que no se dio en el grupo que no leía, dice el Dr. Khalsa. No importa el tipo de estimulación mental que se elija. Es posible leer, aprender a tocar un instrumento musical o a usar una computadora o armar un rompecabezas: en fin, lo que uno quiera hacer, con tal de que se trate de una actividad en la que se use la mente.

2. Ejercicio aeróbico. Aunque sólo se salga a caminar durante 20 minutos tres o cuatro veces a la semana, será suficiente ejercicio aeróbico como para que se note la diferencia. "Con esto aumentan los niveles de sustancias químicas positivas en el cerebro y se ayuda a las personas a mantener un elevado nivel de bienestar emocional, lo cual es muy importante, porque la depresión puede conducir a la pérdida de memoria", afirma el Dr. Khalsa.

¿SIRVEN LOS ANTIINFLAMATORIOS PARA COMBATIR LA ENFERMEDAD DE ALZHEIMER?

De acuerdo con los resultados obtenidos por un estudio de investigación de 15 años de duración que abarcó a 1,686 personas, quienes por dos años tomaron fármacos antiinflamatorios no esteroídicos (o *NSAID* por sus siglas en inglés) —como el ibuprofén, el naproxeno o *Aleve* y otros medicamentos con los que se trata el dolor— presentaban un 50 por ciento menos riesgo de desarrollar la enfermedad de Alzheimer que quienes no habían tomado estos fármacos.

El riesgo disminuía más aún en el caso de las personas que tomaron estos medicamentos durante períodos de más de dos años. ¿Por qué los NSAID ayudan a prevenir la enfermedad de Alzheimer?

Según este estudio, las placas de proteína que se encuentran en los cerebros de las personas que padecen la enfermedad de Alzheimer están ahí a causa de algún tipo de respuesta inflamatoria.

Los investigadores del Instituto Nacional del Envejecimiento y de la Universidad Johns Hopkins que realizaron el estudio han llegado a la conclusión de que la inflamación posiblemente juegue un papel muy importante en el desarrollo de la enfermedad de Alzheimer.

Por lo tanto, muchos investigadores consideran que los medicamentos antiinflamatorios son bastante prometedores en lo que se refiere a prevenir, o al menos retardar, la evolución de la enfermedad.

Hasta ahí la buena noticia. La mala es que el uso diario de los NSAID conlleva sus propios riesgos. Estos medicamentos pueden causar úlceras y dañar el funcionamiento renal; por lo tanto, es importante consultar al médico antes de empezar a tomarlos para ayudar a prevenir la enfermedad de Alzheimer.

3. Ejercicios de respiración y flexión. El Dr. Khalsa cree que estos ejercicios pueden ayudar al aplicar el arte ancestral de la regeneración del cerebro. "Los ejercicios sencillos de respiración y flexión, como los que forman parte del yoga, mejoran la atención e incrementan lo que se conoce como la energía global del cerebro", explica. El ejercicio más básico de respiración y flexión es aquel en que la columna se endereza al inhalar lentamente (arqueando la espalda un poco) y luego la espalda se encorva al exhalar despacio. Conforme se haga esto hay que ir acelerando el ritmo de modo que el ejercicio exija cierto esfuerzo. Se puede hacer sentado en una silla o en el piso.

ENFERMEDADES CARDÍACAS

El objetivo es eliminar el riesgo por completo

Parece mentira, pero es posible reducir a *cero* el riesgo de sufrir una enfermedad cardíaca. ¿Imposible? No para la mayoría de la gente. Con el sinfín de datos que se han recabado tras décadas de investigación, los científicos tienen una idea bastante clara de las razones por las que algunas personas desarrollan enfermedades cardíacas y otras no. Todo radica en los factores de riesgo, y resulta que casi todos son controlables. El único que no lo es (los antecedentes familiares) generalmente puede minimizarse al controlar los demás.

¿Quién dice todo esto? Uno de los cardiólogos más destacados de los Estados Unidos, el Dr. William P. Castelli, antiguo director del afamado Estudio del Corazón de Framingham y director médico del Instituto Cardiovascular de Framingham en Massachusetts. El Dr. Castelli también ha sabido aplicar personalmente lo que aprendió como director del proyecto de investigación de mayor duración que se haya llevado a cabo hasta la fecha para evaluar los factores de riesgo relacionados con las enfermedades de las arterias coronarias. A los 66 años de edad sigue triunfando en sus esfuerzos por evitar las enfermedades cardíacas, a diferencia de los demás hombres de su familia, quienes empezaron a mostrar síntomas de este mal a partir de los 40.

¿Cuál es su secreto? "Conocer, vigilar y modificar los factores de riesgo que pueden controlarse —indica el Dr. Castelli, quien hace poco se retiró del estudio de Framingham—. Si todos los estadounidenses lo hicieran, las enfermedades cardíacas se erradicarían al igual que se erradicó la polio". A continuación presentamos sus consejos personales para controlar esos factores de riesgo.

¡A terminar con el tabaco! El tabaquismo es el principal factor de riesgo para las enfermedades cardíacas. La persona que fuma prácticamente duplica su riesgo de sufrir un ataque cardíaco.

El buen camino cardíaco. "Un factor de riesgo casi tan importante como fumar es no hacer ejercicio", afirma el Dr. Castelli. Para ofrecerle una protección óptima al corazón hay que caminar al menos dos millas (tres km) al día, o bien hacer cuando menos 30 minutos de ejercicio aeróbico moderado. Si desde hace años no se ha hecho nada de ejercicio, hay que comenzar poco a poco y contar con la aprobación del médico para ello. La persona que haya sufrido un ataque cardíaco debe seguir un buen programa de rehabilitación cardíaca bajo la supervisión de su doctor.

Hay que dar de baja al sobrepeso. Para proteger el corazón al máximo, lo ideal es pesar lo mismo que cuando se tenía 21 años de edad (siempre y cuando de joven se haya tenido un buen peso), advierte el Dr. Castelli. Sin embargo, el peso por sí solo no es un factor de riesgo en lo que se refiere a las enfermedades cardíacas. La distribución de la grasa también tiene que ver. "La grasa acumulada en el vientre es el tipo más peligroso de grasa —dice el Dr. Castelli—. Aunque no se tenga mucho sobrepeso, la grasa depositada en el vientre puede aumentar considerablemente el riesgo de contraer una enfermedad cardíaca. Si el cinturón se esconde detrás de la barriga o si se puede sentir grasa en la panza, su cuerpo le está indicando que corre el riesgo de desarrollar una enfermedad cardíaca".

Las personas que tienen sobrepeso deben modificar su alimentación y diseñar un régimen de ejercicios que les permita perder de ½ a 1 libra (0.25 a 0.5 kg) de peso a la semana. (Vea los consejos de prevención incluidos en el capítulo "Sobrepeso" en la página 160, donde encontrará sugerencias acerca de las mejores formas de perder peso y no recuperarlo nuevamente). El Instituto Cardiovascular de Framingham, para empezar, somete a todos sus pacientes a una dieta de 2,000 calorías, lo cual es menos de lo que la mayoría de la gente come. Este límite de calorías facilita el uso de las nuevas etiquetas de *Nutrition Facts* (Información alimenticia) que se encuentran en todos los alimentos empacados en los EE.UU.; las cantidades de nutrientes señaladas en las mismas se basan en una alimentación de 2,000 calorías diarias.

Bajo en grasa no necesariamente es bueno. Si bien la grasa saturada (los aceites de origen animal y tropicales) y el colesterol son los malos de la película cuando se trata de prevenir los problemas cardíacos, las calorías no se quedan muy atrás. "Los alimentos bajos en grasa y sin grasa dan una falsa sensación de seguridad a las personas", explica el Dr. Castelli. A menudo los comemos sin restricción alguna y terminamos subiendo de peso. Las personas que estén tratando de bajar de peso no deben consumir galletitas ni frituras (*chips*) sin grasa. En cambio hay que comer frutas, verduras y productos de granos integrales. Así se obtiene el doble beneficio de adelgazar y tener una buena nutrición.

Nota: El término "integral" se refiere a la preparación de cereales (granos) como el arroz, el maíz (elote, choclo), la avena, el pan, etcétera. En su estado natural, los cereales cuentan con una capa exterior muy nutritiva que aporta fibra dietética, carbohidratos complejos, vitaminas del grupo B, vitamina E, hierro, cinc y otros minerales. No obstante, para

UNA OPCIÓN PARA LAS MUJERES: HORMONAS SALUDABLES PARA EL CORAZÓN

A partir de la menopausia, el índice de enfermedades cardíacas empieza a aumentar lentamente en las mujeres. Para cuando una mujer llega a los 75 años de edad ha igualado al de los hombres. No obstante, las mujeres cuentan con una herramienta de prevención, el estrógeno, que no les está disponible a los hombres. La tasa de mortalidad por enfermedades cardíacas en las mujeres posmenopáusicas que toman estrógeno como parte de la terapia de reposición hormonal (o *HRT* por sus siglas en inglés) se ubica más o menos a la *mitad* de la de las mujeres que nunca lo han tomado. Así lo explica uno de los cardiólogos más destacados de los Estados Unidos, el Dr. William P. Castelli, antiguo director del afamado Estudio del Corazón de Framingham y director médico del Instituto Cardiovascular de Framingham en Massachusetts.

Diversos estudios de investigación han demostrado que el estrógeno puede disminuir la presión arterial, evitar que las paredes de los vasos sanguíneos acumulen placa (depósitos grasientos) y prevenir que los que tengan una presentación más atractiva, muchos fabricantes les quitan esta capa exterior. La mayoría de los nutriólogos y médicos recomiendan que comamos productos integrales para aprovechar los nutrientes que brindan. Se consiguen en algunos supermercados y en las tiendas de productos naturales. Entre los más comunes están el arroz integral (*brown rice*), el pan integral (*whole wheat bread* o *whole grain bread*), la cebada integral (*whole grain barley*) y la avena integral (*whole oats*).

Se debe montar una campaña antigrasa. Al reducir la cantidad de grasa en la alimentación, no sólo disminuye el nivel de grasa en la sangre sino que también se baja de peso. Para controlar esta grasa hay que evitar por completo los postres horneados (como pasteles/bizcochos/tortas/*cakes* y pays/*pies*), la comida chatarra o las meriendas (botanas, refrigerios, tentempiés) como papitas y galletitas empacadas y los alimentos fritos con mucho aceite (particularmente la comida rápida).

vasos sanguíneos se constriñan. Algunos científicos especulan que estos beneficios tal vez sean incluso más importantes que el efecto bien documentado del estrógeno sobre los niveles de colesterol, o sea, su capacidad para elevar los niveles de lipoproteínas de alta densidad (o *HDL* por sus siglas en inglés) y para disminuir los niveles de lipoproteínas de baja densidad (o *LDL* por sus siglas en inglés) hasta en un 15 por ciento en ambos casos. Sin embargo, los expertos también reconocen que la HRT no es lo indicado para todas las mujeres. La decisión de cada mujer en particular debe basarse en una cuidadosa evaluación de los factores de riesgo que enfrenta con respecto a las enfermedades cardíacas, así como en otras consideraciones relacionadas con la salud.

Cuando una mujer opta por la HRT, debe someterse a la supervisión estricta de un médico. A menudo es necesario ajustar las dosis y los tratamientos para obtener los máximos beneficios y reducir al mínimo los efectos secundarios de la terapia, advierte el Dr. Castelli.

20 gramos es sano. Para cuidarse de las enfermedades cardíacas, el consumo diario de grasa saturada no debe rebasar los 20 gramos. Las personas que hayan sufrido un ataque al corazón deben reducir su consumo de grasa saturada a no más de 10 gramos diarios. "Se trata del máximo definitivo —afirma el Dr. Castelli—. Cualquier cantidad menor es mejor". Para limitar la grasa saturada hay que evitar la mantequilla y productos lácteos como la leche entera, la leche semidescremada al 2 por ciento, los quesos altos en grasa y el helado alto en grasa. Además, es necesario limitar las raciones de carne a sólo 3 ó 4 onzas (84 ó 112 g) al día. Lo mejor es comprar sólo cortes selectos de carne (*select grade*), cortarles toda la grasa visible y prepararlos al horno o asados a la parrilla. Aunque el queso que se coma sea bajo en grasa, no hay que consumir más de 1 ó 2 onzas (28 ó 56 g) al día. Cuando se coma queso, hay que disminuir la cantidad permitida de carne por el mismo número de onzas o gramos por el cual se haya incrementado el consumo de queso.

Abajo con la presión. Cuando la sangre recorre los vasos sanguíneos con demasiada presión día tras día, las superficies de los mismos se dañan y se vuelven más propensos a recoger residuos de grasa. Esto a su vez puede conducir al desarrollo de coágulos sanguíneos y posiblemente a un ataque cardíaco o derrame cerebral. Las siguientes medidas sirven para bajar la presión arterial.

- Hay que librarse de las libras de más. "La presión arterial de muchas personas se normaliza con sólo bajar de 5 a 10 libras (2 a 4 kg)", dice el Dr. Castelli.

- Mano suave con el sodio. La sal no les eleva la presión arterial a todas las personas, pero no hay modo de predecir quién es sensible a este efecto y quién no. Por lo tanto, el Dr. Castelli recomienda que todas las personas reduzcan su consumo de sodio a sólo 1,250 miligramos al día. La forma más fácil de lograrlo es reduciendo el consumo de alimentos procesados, enlatados y de preparación rápida, además de dejar de usar la sal tanto a la hora de cocinar como en la mesa.

- La relajación le conviene al corazón. El estrés produce un impacto negativo en muchos sistemas del cuerpo, particularmente la presión arterial. El Dr. Castelli les aconseja a sus pacientes que encuentren y se apeguen a una estrategia de reducción del estrés que les funcione, como por ejemplo la meditación, la respiración profunda o hacer ejercicios con regularidad, por nombrar sólo unas cuantas posibilidades.

Pruebas de colesterol y otras pruebas de sangre

Cuando se trata de prevenir las enfermedades cardíacas, la medición del colesterol es una forma muy conocida de evaluar el riesgo que corre una persona. Por eso el Programa Nacional de Educación en Colesterol (o *NCEP* por sus siglas en inglés) alienta a las personas a conocer sus niveles de colesterol total y de colesterol conformado por lipoproteínas de alta densidad (o *HDL* por sus siglas en inglés). Una sencilla prueba de sangre permite averiguar estos niveles. Una vez conociéndolos, análisis de comparación (*comparative measurements*) revelan si el riesgo de contraer una enfermedad cardíaca ha aumentado o disminuido. Así se puede saber rápidamente si las tácticas de prevención están funcionando.

A continuación están algunas formas de controlar el colesterol.

Primero hay que reducir el colesterol total. Para obtener una protección máxima, el nivel total de colesterol no debe llegar a 150, o sea, bastante menos que el nivel de 200 sugerido por el NCEP como un límite seguro. "El 35 por ciento de las personas que sufren un ataque al corazón de hecho tienen un nivel total de colesterol de entre 150 y 200 —explica el Dr. Castelli—. Las personas con un nivel total de colesterol de menos de 150 simplemente no presentan enfermedades cardíacas". De tal modo, las personas que tienen niveles totales de colesterol inferiores a 150 no necesitan preocuparse ni por sus niveles de colesterol tipo HDL ni por el colesterol conformado por lipoproteínas de baja densidad (o *LDL* por sus siglas en inglés). Por el contrario, las personas que tienen niveles totales de colesterol superiores a 150 tienen que echarle un vistazo a los demás niveles de grasa en su sangre para determinar qué tan grande es el riesgo que enfrentan.

El colesterol tipo LDL es el colesterol "malo" que se adhiere a las paredes de las arterias y bloquea el flujo de la sangre. En términos generales, entre menor sea el nivel de colesterol tipo LDL, mejor. El objetivo debe ser un nivel de 130 o menos, o bien de menos de 100 si ya se ha sufrido un ataque al corazón.

Si los niveles de colesterol total o de colesterol tipo LDL son demasiado altos, hay que restringir la cantidad de grasa saturada consumida a no más de 20 gramos al día. Esta es la cantidad máxima recomendada; en realidad, entre menos grasa saturada se ingiera, mejor. Las personas que ya hayan sufrido un ataque cardíaco deben limitar su consumo de grasa saturada a sólo 10 gramos diarios, dice el Dr. Castelli. Varios alimentos pueden ser muy útiles para reducir el colesterol, particularmente los altos en fibra soluble como el salvado de avena, los frijoles (habichuelas), los chícharos (guisantes, arvejas) y la cebada perla. El tofu también es bueno para la salud del corazón.

Hay que aumentar el HDL. En lo que se refiere al nivel de este tipo de colesterol, entre más alto sea definitivamente es mejor. De hecho, el Dr. Castelli recomienda un nivel de colesterol tipo HDL de más de 45, o sea, un poco superior al nivel de 35 sugerido por el NCEP. Lo hace porque este tipo de colesterol, también conocido como el "bueno", al parecer recoge el colesterol depositado en las arterias y lo transporta al hígado para su eliminación.

Las personas con niveles totales de colesterol de más de 150 necesitan vigilar su proporción de colesterol total con respecto al colesterol tipo HDL. Entre todos los valores relacionados con el colesterol, esta proporción es el mejor medio para predecir el riesgo que se corre. Si al dividir el nivel de colesterol total entre el de colesterol tipo HDL se obtiene un resultado inferior a 4, probablemente hay suficiente colesterol bueno a bordo para transportar y eliminar al malo. De hecho, un resultado inferior a 3 puede ofrecer una protección similar a la que brinda un nivel total de colesterol inferior a 150.

Para elevar el nivel de colesterol tipo HDL hay que hacer más ejercicio. Una persona que camina dos millas (tres km) al día, por ejemplo, puede intentar caminatas de tres millas (cinco km). Sin embargo, no se recomienda acelerar el paso, advierte el Dr. Castelli. "Lo mejor y lo más seguro es caminar lento pero recorrer una distancia mayor". No obstante, antes de empezar a hacer más ejercicio se debe consultar al médico para preguntarle cuánto es seguro, ya que esto varía mucho.

Para normalizar una proporción de colesterol total con respecto al HDL de más de 4, debería bastar con incrementar el nivel de colesterol tipo HDL por medio del ejercicio y con reducir el nivel del colesterol tipo LDL mediante cambios en la alimentación.

Hay que disminuir los triglicéridos. Según el Dr. Castelli, un nivel demasiado alto de triglicéridos —particularmente cuando asciende a 150 o más— es otro factor asociado con un mayor riesgo de sufrir enfermedades cardíacas. Esto es cierto incluso para algunas personas cuyo nivel total de colesterol es de 150 o menos. (Los que ya hayan tenido un ataque al corazón necesitan cuidarse muchísimo contra estas sustancias problemáticas y fijarse como meta llegar a un nivel de 100 o menos).

Las personas que tienen niveles demasiado altos de triglicéridos deben restringir su consumo de grasa saturada así como de alcohol y carbohidratos refinados, como lo son, por ejemplo, los dulces, el pan blanco, las galletitas y los pasteles (bizcochos, tortas, *cakes*). Es particularmente importante bajar de peso para normalizar los niveles de triglicéridos.

FATIGA

Conquistadores del cansancio

Ya sea que le llamen fatiga, apatía, cansancio, letargo o traer las pilas bajas, el hecho es que siete millones de personas radicadas en los Estados Unidos acuden al médico cada año para preguntar por qué se sienten como si anduvieran arrastrando el alma. No hay necesidad de unirse al club del cansancio. A continuación nuestros expertos compartirán algunos de sus secretos acerca de cómo evitar las causas más comunes de la fatiga.

El estrés es el enemigo número 1. "El estrés es la principal causa de fatiga en los Estados Unidos", afirma el Dr. Reed Moskowitz, profesor clínico adjunto de Psiquiatría de la Universidad de Nueva York en la ciudad de Nueva York. El estrés provoca que el cuerpo reaccione con las modalidades de "luchar" o "huir". Cuando esto ocurre se produce un exceso de adrenalina así como de otras hormonas que hacen al corazón latir más rapido y que vigorizan al cuerpo. No obstante, tan pronto cesa esta reacción, la persona cae en la fatiga.

"Estar constantemente estresado es como vivir con un pie en el freno y el otro en el acelerador: en algún momento sus engranes terminarán por desgastarse", comenta el Dr. Moskowitz. El estrés también provoca otras reacciones físicas que empeoran la fatiga (como la tensión muscular, por ejemplo).

El primer paso para reducir el estrés al mínimo, dice el Dr. Moskowitz, es observar cuándo y cómo ataca. El psiquiatra recomienda fijarse en los estados físicos y emocionales. Si algo perturba a una persona debe preguntarse, por ejemplo: ¿se me pone tenso el cuello?; ¿se me revuelve o se me tensa el estómago?; ¿siento preocupación? Una vez que haya identificado las cosas que estresan y cómo se manifiesta este estrés, el siguiente paso es descubrir cómo tranquilizarse al ocurrir algún evento que provoque estrés.

El Dr. Moskowitz aconseja aprender unas cuantas técnicas de relajación, como la meditación o la respiración profunda. La próxima vez que se tenga los nervios de punta será posible ponerlas a prueba. En caso necesario se puede consultar a un especialista en salud mental (un terapeuta, por ejemplo) especializado en el estrés. Una vez que se encuentre una forma de aliviar la tensión excesiva será menos probable que se sienta cansancio.

Ojo con la "oficinitis". Parece mentira, pero el simple hecho de permanecer sentado durante largos períodos puede agotar muchísimo. La actividad mental intensa también cansa. Cuando una persona dedica todo el día a revisar las cifras de ventas del trimestre pasado, utiliza enormes cantidades de energía.

¿La solución? En lugar de darse un descanso para tomar una taza de café en el trabajo, es mejor un descanso para hacer ejercicios. No se trata de quedar empapado de sudor sino de aumentar la frecuencia cardíaca ligeramente. "Una caminata rápida de 10 minutos ayudará a sentirse con más energía y menos fatigado durante los siguientes 30 a 90 minutos", señala Robert Thayer, Ph.D., profesor de Psicología de la Universidad Estatal de California en Long Beach. También es posible simplemente levantarse del asiento y estirarse un poco, asegurándose de sacar toda la tensión que se haya acumulado en el cuello, los hombros o la baja espalda.

El ejercicio engendra energía. "Aunque el ejercicio exige un gasto de energía, también la genera —señala William J. Evans, Ph.D., director del programa de Nutrición, Metabolismo y Ejercicio de la Universidad de Ciencias Médicas de Arkansas en Little Rock—. Los músculos y el sistema cardiovascular son como el motor de un automóvil. El ejercicio hecho con regularidad incrementa la eficiencia y el caballaje del motor". Según comenta el Dr. Evans, las personas que tienen una buena condición física no enfrentan tantos problemas para realizar actividades cotidianas como subir escaleras, cargar cosas y caminar de su automóvil al centro comercial. "Entre mejor condición física se tenga, más energía se tendrá al finalizar el día".

Si bien las autoridades en salud solían recomendar que la gente hiciera de 20 a 60 minutos de ejercicios de intensidad moderada a alta tres o cuatro veces a la semana, ahora afirman que 30 minutos de actividad moderada al día son suficientes para obtener beneficios importantes para la salud. Es posible acumular dichos 30 minutos por medio de actividades cortas a lo largo del día, como subir escaleras, caminar de prisa al recorrer distancias cortas, trabajar en el jardín e incluso bailar, afirma el Dr. Evans.

Alto al aburrimiento. Supongamos que la limpieza sabatina de la casa da mucha oportunidad para hacer ejercicios. Hay que subir y bajar las escaleras para lavar la ropa sucia, limpiar los canalones del tejado o trapear y encerar el piso de la cocina. Entonces, si hacen tanto ejercicio, ¿por qué muchas personas terminan agotadas a media tarde?

LAS MEDICINAS MINAN LA ENERGÍA

Para mantener un alto nivel de energía es necesario prestar atención a todo lo que uno se meta a la boca, incluyendo las medicinas. Los antihistamínicos, los fármacos para la hipertensión (presión arterial alta) y los supresores de la tos pueden producir cansancio. Sin embargo, no son los únicos medicamentos comunes que llegan a provocar una sensación de letargo. Algunos tratamientos antidiarreicos, incluso los vendidos sin receta, contienen opiados y otros agentes capaces de producir un efecto sedante. De forma similar, algunos medicamentos contra las náuseas, como los que contienen meclizina o dimenhidrinato, pueden causar somnolencia. Ciertos fármacos antiinflamatorios no esteroídicos o *NSAID* por sus siglas en inglés —de los que muchos se consiguen sin receta médica—, como el ibuprofén y el naproxeno (*Aleve*), también pueden causar letargo. Y hay que tener cuidado con el sinfín de medicinas vendidas sin receta que contienen cafeína, como algunos analgésicos, por ejemplo.

"Muchas personas suponen que su fatiga proviene de su dolor de cabeza, artritis o lo que sea, y no se dan cuenta de que en realidad la producen los medicamentos que están tomando", dice el Dr. Mack T. Ruffin IV, profesor adjunto de Medicina Familiar del Centro Médico de la Universidad de Michigan en Ann Arbor. Si usted o alguno de sus seres queridos están tomando medicamentos y a menudo se sienten débiles o con las pilas bajas, el Dr. Ruffin aconseja acudir al médico para hablar sobre los efectos secundarios de las medicinas y preguntarle si existen otras alternativas para los fármacos que tal vez estén agotando su energía.

Tal vez la razón sea que estén aburridas, lo cual despoja la actividad de todos sus beneficios vigorizantes. "Todo es cuestión de hacer algún tipo de ejercicio que sea refrescante, a diferencia del que no lo es", indica Gregory Heath, Ph.D., un fisiólogo especializado en ejercicios de los Centros para el Control y la Prevención de Enfermedades.

Por eso es importante encontrar un ejercicio que se disfrute o que sea desafiante. "Darse un tiempo varias veces a la semana para algún ejercicio u otra actividad físicamente exigente pero también interesante debe ayudar a prevenir la fatiga", dice el Dr. Heath.

El sueño es otra solución. Con frecuencia, la única causa de la fatiga es la falta de sueño. Es posible empezar a sentirse cansado por sólo haber renunciado a alrededor de una hora de sueño. "Muchos estadounidenses obligan a sus cuerpos a funcionar día tras día con sólo cinco o seis horas de sueño cada noche, cuando en realidad necesitan de siete a ocho horas", señala una experta en cuestiones de sueño, Mary A. Carskadon, Ph.D., profesora de Psiquiatría de la Universidad Brown en Providence, Rhode Island.

En uno de sus estudios de investigación, la Dra. Carskadon observó a 66 estudiantes de la Universidad Brown tanto antes como después de haber prolongado estos sus períodos de sueño usuales por una o dos horas cada noche. "No pudieron creer cuánta más energía tenían después de haber dormido sólo un poco más cada noche", dice la Dra. Carskadon, además de comentar que muchos otros estudios han confirmado que el sueño adecuado mejora los niveles de energía. La psiquiatra recomienda dormir un mínimo de ocho horas para estar en condiciones óptimas.

A tomarse una siesta. Aparentemente esta costumbre latinoamericana puede ayudarnos con la fatiga. "Uno puede vencer los bajones de energía a media tarde muy fácilmente con una siesta de 20 a 30 minutos", afirma la Dra. Carskadon. Por su parte, Michael Bonnet, Ph.D., profesor de Neurología en la Universidad Estatal de Wright en Dayton, Ohio, opina que la mejor hora para tomar una siesta es temprano por la tarde o a media tarde. También señala que la siesta debe limitarse a sólo 30 minutos. Si se duerme más tiempo hay mayores probabilidades de entrar en sueno profundo y despertar más grogui y cansado que cuando se acostó.

Hay que darse tiempo para descansar. Si alguien sale de trabajar, llega a casa y de ahí se va a un trabajo voluntario o lleva a sus hijos a sus actividades, tal vez se esté cargando de demasiadas cosas, dice el Dr. Moskowitz.

La sobrecarga se da cuando una persona está activa sin atender nunca sus propias necesidades. "Todas las personas, sin excepción alguna, necesitan un tiempo de verdadero descanso para relajarse y recuperarse", afirma el Dr. Moskowitz. Por descanso se refiere a un rato en que no haya que rendirle cuentas a nadie ni se tenga responsabilidad alguna. Es el tiempo que se dedica a trabajar en el jardín, a leer una novela de misterio, a salir a caminar o a preparar una comida *gourmet*. Según argumenta el psiquiatra, para evitar convertirse en un "quehacer" humano en lugar de un "ser" humano hay que decidir el orden de prioridad de las actividades. Para prevenir la sobrecarga que conduce a la fatiga se deben eliminar las actividades de baja prioridad y recuperar ese tiempo para uno mismo.

Combustibles correctos para combatir la fatiga

El combustible del cuerpo es una mezcla de agua y nutrientes junto con fibra, o sea, la masa sólida de los alimentos que transporta esa mezcla por el cuerpo. Lo que se come y se bebe hoy puede ayudar a prevenir la fatiga de mañana. A continuación expondremos algunas de las bases que permiten abastecerse de combustible como debe ser.

Hay que regarse para recargarse. Cuando no se riegan, las plantas se marchitan rápidamente. Si el cuerpo no está bien hidratado también puede empezar a "marchitarse" en términos de energía. Según E. Wayne Askew, Ph.D., profesor de Nutrición en la Universidad de Utah en Salt Lake City, muchas personas andan por la vida en un estado de leve deshidratación. "La fatiga es una consecuencia muy probable".

Para impedir la deshidratación hay que tomar el equivalente a cuando menos ocho vasos de 8 onzas (240 ml) de líquidos al día, aconseja el Dr. Askew, lo cual incluye agua, jugos y sopa, pero no alcohol ni café. Esta cantidad es suficiente para reemplazar los líquidos que se pierden todos los días a través de la respiración, los desechos corporales y el sudor.

Las vitaminas vigorizan. A menudo incluso la más moderada reducción de calorías conduce a una escasez de vitaminas. Y la escasez de vitaminas puede resultar en cansancio. "Cuando una persona consume menos de 1,800 calorías al día corre el riesgo de que su consumo de nutrientes sea bajo, debido simplemente a que el consumo de nutrientes está relacionado con el de calorías", explica Jo Ann Hattner, R.D., una dietista clínica del Centro Médico de la Universidad de Stanford en California. Por eso les recomienda a las personas que estén siguiendo una dieta de menos de 1,800 calorías al día que tomen un suplemento polivitamínico y de minerales.

A comer comidas con carga. Ciertos nutrientes son unas verdaderas superestrellas de la energía. Las vitaminas del complejo B son las que los médicos más recomiendan cuando una persona se siente sin vigor. Para aprovechar estos vigorizadores al máximo se deben comer bastantes raciones de cereales integrales al día, así como muchas frutas y verduras. Las manzanas y los plátanos amarillos (guineos, bananas) acompañados de galletas integrales son una excelente merienda (botana, refrigerio, tentempié) para cargarse de energía a media tarde, por ejemplo.

Nota: El término "integral" se refiere a la preparación de cereales (granos) como el arroz, el maíz (elote, choclo), la avena, el pan, etcétera. En su estado natural, los cereales cuentan con una capa exterior muy nutritiva que aporta fibra dietética, carbohidratos complejos, vitaminas del grupo B, vitamina E, hierro, cinc y otros minerales. No obstante, para que tengan una presentación más atractiva, muchos fabricantes les quitan esta capa exterior. La mayoría de los nutriólogos y médicos recomiendan que comamos productos integrales para aprovechar los nutrientes que brindan. Se consiguen en algunos supermercados y en las tiendas de productos naturales. Entre los más comunes están el arroz integral (*brown rice*), el pan integral (*whole wheat bread* o *whole grain bread*), la cebada integral (*whole grain barley*) y la avena integral (*whole oats*).

Se debe cortarle el paso a la cafeína. Gracias a la cafeína que cada taza de café contiene, por supuesto despierta a las personas. No obstante, los científicos han descubierto que también puede dejar a la gente arrastrando la cobija. Lo que sucede es que la cafeína se enlaza con ciertos receptores cerebrales que normalmente trasmiten los efectos de la adenosina, una sustancia química que sirve para mantener a las personas tranquilas y con la mente alerta. Al bloquear la acción natural de la adenosina, la cafeína permite que el cerebro funcione con mayor agilidad a corto plazo, pero a largo plazo produce varios efectos negativos.

Estos efectos negativos incluso se observan cuando una persona ya ha dejado de tomar café. "La fatiga puede ser la primera señal de la abstención de la cafeína —dice un investigador de la cafeína, Roland R. Griffiths, Ph.D., quien también es profesor de los departamentos de Psiquiatría y Neurociencias en la Universidad Johns Hopkins de Baltimore, Maryland—. Una persona que esté sufriendo de una fatiga inexplicable debe revisar cuidadosamente su consumo de cafeína".

Cuando se empiece a disminuir el consumo de cafeína, hay que llevarla con calma para evitar síntomas de abstención como el nerviosismo y los dolores de cabeza. Un estadounidense típico que consume alrededor de 2½ tazas de café al día debería reducir su consumo de café gradualmente a lo largo de una o dos semanas para evitar los síntomas de abstención.

Cuidaíto con las copitas. El alcohol es una de las maneras más rápidas de llegar al mundo de los sueños. En primer lugar se trata de un sedante. Además, obliga al cuerpo a eliminar las vitaminas del grupo B. Por lo tanto, el Dr. Moskowitz recomienda omitir la copita de vino con la cena, a menos que la intención sea echarse una siesta antes de llegar al postre.

FIEBRE DEL HENO

Cómo prevenir los problemas provocados por el polen

Aunque no sea un hecho muy conocido, la verdad es que los machos son los culpables de que exista la fiebre del heno. ¡De veras! Los gametos (o células) masculinos de las plantas florecientes, los árboles, los pastos (céspedes) y las hierbas son los que producen el polen. Las partículas del polen, las cuales son más pequeñas que el ancho de un cabello y pueden viajar 400 millas (644 km) mar adentro o alcanzar alturas de 2 millas (3 km) por encima de la superficie terrestre, son las que causan los síntomas de la rinitis alérgica, comúnmente conocida como fiebre del heno.

Cada año, la fiebre del heno aflige a 35 millones de personas radicadas en los Estados Unidos. En muchas partes del país hay algún tipo de polen en el ambiente durante casi todo el año. Al principio de la primavera, la mayoría de las alergias al polen se deben a árboles como el roble, el olmo y el arce. A finales de la primavera y principios del verano, los villanos productores del polen son pastos como el fleo y la grama. Luego, a fines del verano y principios del otoño, les toca su turno a las malas hierbas.

De hecho, el único tipo de polen que no figura en el asunto es el de las flores. En su caso, las partículas son demasiado grandes como para causar reacciones alérgicas, además de que los insectos las transportan de una planta a otra en lugar de que las lleve el viento.

Mudarse a otra región no serviría de mucho, porque las plantas productoras de polen más comunes crecen por todos los Estados Unidos. Además, aun mudándose lo más probable es que en uno o dos años se desarrollarían alergias a los tipos locales de polen. También es posible que se presentara una reacción cruzada con algún tipo de polen parecido a aquellos de los que se huyó. Pero sin importar dónde se esté hay formas de evitar el polen.

Encerrarse para cuidarse. Antes de acostarse, las personas que sufren fiebre del heno deben cerrar todas las puertas que den al exterior y por supuesto también las ventanas del dormitorio (recámara). "El polen se produce durante la noche, especialmente durante la madrugada, y su producción generalmente se detiene más o menos entre las 7:00 y las 8:00 A.M. —indica el Dr. Robert Plancey, profesor de Medicina de la Universidad de California del Sur en Los Ángeles—. Por lo tanto, no es una buena idea dormir con las ventanas y las puertas abiertas de noche".

Durante la temporada del polen hay que tener cuidado incluso con el ir y venir cotidiano. "Muchas veces yo les digo a las personas que entren y salgan de su casa por la puerta del garaje, porque de esa forma tienen que pasar dos puertas, lo cual constituye una barrera adicional entre la puerta abierta y el aire exterior", dice el Dr. Plancey. A la hora de conducir, agrega, hay que cerrar las ventanillas y ajustar la ventilacion de modo que el aire vuelva a circular dentro del vehículo.

A aislar para no pasarla mal. A veces las personas aíslan sus hogares con burletes para evitar que el polen entre por las grietas de las puertas y las ventanas. "Asimismo, al colocar un filtro de partículas aéreas de alto rendimiento (un *high-efficiency particulate air filter* o *HEPA* por sus siglas en inglés) en la toma central de la unidad de calefacción, ventilación y aire acondicionado es posible evitar que entre mucho polen a su casa", dice el Dr. Plancey.

Hay que lavarse bien. Es importante lavarse la cara y el cabello al llegar a la casa, para eliminar el polen que pudo habérseles pegado en el exterior, recomienda el Dr. Plancey.

Ojo con los ojos. El polen puede entrar a los ojos y causar una reacción alérgica, dice el Dr. Plancey. Normalmente los ojos producen lágrimas para eliminarlo, pero si se tiene la nariz tapada las lágrimas no pueden drenarse y se empieza a sentir comezón en los ojos.

Según el Dr. Plancey, para prevenir esta reacción alérgica local basta con cerrar los ojos y limpiar la superficie externa de los párpados con una toallita limpia para la cara previamente sumergida en agua tibia o fría. "Esta limpieza puede hacerse muchas veces al día para ayudar a remover el exceso de polen y es muy eficaz para prevenir los síntomas", indica.

Es mejor ejercitarse al atardecer. Hacer ejercicios o salir a correr temprano por la mañana representa un problema, porque a esas horas el polen está en su máximo nivel. Las personas alérgicas a quienes les gusta el ejercicio al aire libre deben hacerlo a media tarde; a estas horas el nivel del polen en el ambiente tiende a ser un tanto menor, dice el Dr. Plancey. O bien, si se es muy sensible al polen, es preferible optar por los ejercicios bajo techo.

Hay que evitar la jardinería. "Lo menos aconsejable para las personas que sufren de una alergia al polen es que corten el pasto (césped) o barran las hojas", observa el Dr. Plancey. Es mejor pagarle a algún jovencito del vecindario para que haga este trabajo.

Si no se puede evitar este trabajo, el Dr. Paul Ratner, un alergólogo con consulta privada en San Antonio, Texas, recomienda usar una podadora con arrope (*mulching lawnmower*) que vaya depositando el pasto cortado en su lugar, no las que tiran el pasto hacia afuera ni al interior de una bolsa. Y uno debe asegurarse de lavarse bien después de terminar para quitarse todo el polen del cuerpo.

El pasto correcto previene problemas. "Yo les digo a las personas que planten pastos que no sean alergénicos —dice el Dr. Plancey—. Por ejemplo, el pasto San Agustín y la oreja de ratón (*dichondra, Dichondra repens*), los cuales crecen en las regiones templadas de los Estados Unidos, tienden a ser pastos no polinizantes. Pero el ballico (*ryegrass*), la grama (*Bermuda grass*) y la poa (*bluegrass*) son polinizantes y causan síntomas alérgicos". Se debe preguntar al alergólogo cuáles son los pastos no polinizantes que se dan en el área.

GRIPE

Un episodio anual que sí se puede saltar

¿Quién pasaría una semana al año en la cama con gripe si pudiera evitarlo?

A nadie le tiene por qué dar gripe, pero a muchas personas les da. Entre 25 millones y 50 millones de personas radicadas en los Estados Unidos contraen gripe cada año. Lo que es peor, 500,000 tienen que ser hospitalizadas y 20,000 mueren a causa de esta enfermedad.

"Estas cifras me vuelven loco porque la gripe se puede prevenir", dice el Dr. Steven R. Mostow, un profesor de Medicina de la Universidad de Colorado. Algunas medidas dictadas por el sentido común, como lavarse las manos frecuentemente —en especial durante la temporada de gripe— y tratar de evitar a las personas con síntomas evidentes de gripe pueden reducir al mínimo la exposición a esta enfermedad. Sin embargo, estas medidas son como un juego de azar, pues aunque se apliquen correctamente puede que a unos les dé gripe y a otros no. Al vacunarse contra la gripe, por el contrario, "la probabilidad de contraer y de trasmitir el virus de la gripe es casi nula", afirma el Dr. Mostow. Según él, casi todos los adultos y la mayoría de los niños deben vacunarse. Esto resulta particularmente importante si se corre un riesgo mayor al normal de contraer gripe, es decir, si se tienen más de 65 años de edad o si se padece —a cualquier edad— alguna enfermedad del corazón, los pulmones o los riñones o bien una forma de diabetes con dependencia de la insulina. Además, cualquier persona que viva con alguien que presenta un alto riesgo debe vacunarse también, advierte el médico.

Es fácil y barato vacunarse contra la gripe. Se puede hacer en el consultorio del médico, en una clínica pública o incluso durante las promociones especiales que se llevan a cabo en los supermercados, las farmacias y otras tiendas. Si se tienen menos de 65 años de edad, el costo aproximado de la vacuna es de 8 a 10 dólares, indica el Dr. Mostow. En el caso de las personas que tienen 65 años o más, el servicio estadounidense de asistencia médica para las personas de la tercera edad, *Medicare*, cubre el costo de esta vacuna de cualquiera de las dos maneras siguientes: el médico cobra la vacuna y *Medicare* le reembolsa el costo a la persona, o bien la vacuna sale gratis y *Medicare* se la reembolsa al médico.

Lo que debe hacerse para nunca volver a tenerla

Para asegurarse uno de no poner en riesgo su salud e incluso su vida (o la de su familia) la próxima vez que se avecine la temporada de la gripe sólo hay que seguir los siguientes consejos.

Un buen pinchazo es lo mejor para prevenirla. La vacuna contra la gripe cambia cada año. Esto se debe a que los virus que causan la enfermedad mutan o cambian constantemente conforme viajan alrededor del mundo infectando a poblaciones diferentes. Para combatir la versión actual del virus de la gripe, los expertos de la Organización Mundial de la Salud, los Centros para el Control y la Prevención de Enfermedades y la Dirección de Alimentación y Fármacos (o *FDA* por sus siglas en inglés) recogen y analizan esas mutaciones en laboratorios ubicados en docenas de países. Elaboran la vacuna del año en curso con tres de los virus más sospechosos; casi invariablemente su selección es la adecuada. Al recibir la inyección, el cuerpo reacciona ante su presencia creando sustancias inmunológicas especializadas llamadas anticuerpos. Estos anticuerpos atacarán al virus vivo en caso de que llegue de visita.

Es mejor hacerlo en octubre. Los médicos recomiendan vacunarse contra la gripe durante el período comprendido entre el primero de octubre y el 15 de noviembre. Quizás estas fechas parezcan prematuras, pero la recomendación se debe a que, según los expertos, se ha adelantado la llegada de la gripe a los Estados Unidos. Una posible causa es el mayor número de viajes por avión, opina el Dr. Mostow.

Si por alguna razón la vacuna contra la gripe no se administra durante el mes de octubre, hay que hacerlo después. Ofrece protección incluso a la mitad de un brote de gripe, dice el Dr. Mostow. El médico lo explica de la siguiente manera: "Supongamos que uno vive en Madison, Wisconsin; no hay gripe en Madison y es el Día de Acción de Gracias. Uno se siente bien, todos los demás se sienten bien, y uno piensa que estuvo bien no vacunarse contra la gripe. Luego, por ahí del 15 de diciembre, a muchas personas les empieza a dar gripe, pero uno aún no se infecta. El problema es que, aunque uno se vacune de inmediato, la vacuna tarda dos semanas en brindar una inmunidad completa". Sin embargo, aún no es demasiado tarde para vacunarse, señala el experto. "El doctor deberá vacuna al paciente contra la gripe y recetarle un medicamento vendido con receta que se llama clorhidrato de rimantadina (*Flumadine*), un fármaco que deberá tomar una vez al día durante dos semanas hasta que la inmunidad brindada por la vacuna empiece a funcionar. Si el medicamento se toma religiosamente la persona no podrá contagiarse. Esta es la estrategia de prevención a seguir durante un brote de gripe".

Hay que vacunarse si se va a salir del país en avión. Por varias razones se trata de una buena idea, dice el Dr. Mostow. En primer lugar, cuando es verano en los Estados Unidos reina el invierno en el hemisferio sur, por lo cual hay temporada de gripe. En segundo lugar, si se va a viajar a un país en vías de desarrollo es posible que la atención médica no sea la mejor; en este caso, lo último que uno quiere es tener que internarse en un hospital por un caso grave de gripe. En tercer lugar, los viajes en avión incrementan el riesgo de toparse con el virus, porque dentro del avión hay muchas personas cerca unas de otras, además de que el aire al interior de la cabina recircula continuamente. Si uno va a salir del país en avión, debe vacunarse contra la gripe, recomienda el experto.

Las personas alérgicas al huevo no deben vacunarse. Los virus empleados para fabricar la vacuna contra la gripe se cultivan en huevos de gallina; por lo tanto, cualquier persona alérgica al huevo también será alérgica a la vacuna contra la gripe y no debe vacunarse.

No vacune a bebés de menos de seis meses de edad. No existen datos científicos que demuestren que la vacuna contra la gripe sea segura o eficaz para los bebés de esta edad, advierte el Dr. Mostow.

HEPATITIS

Indicaciones para el hígado

El hígado, ese órgano que se encuentra bien acurrucadito debajo del diafragma en la parte superior derecha del torso, es un amigo silencioso cuando se trata de cuidar la salud. Es más grande que cualquier otro órgano interno —incluso más que el cerebro— y realiza arriba de 500 funciones. Una de las principales es filtrar la sangre para limpiarla de cualquier cosa que pueda llegar a ser dañina, como el alcohol o los contaminantes, y eliminar dichas infiltraciones al entregarlas para que se desechen.

Cuando el hígado se infecta sufre una inflamación. El resultado, conocido como "hepatitis", puede causar estragos en la salud y provocar síntomas semejantes a los de la gripe y la ictericia, y a veces hasta insuficiencia hepática.

Son cinco los virus que causan la hepatitis. A las tres variedades principales es fácil burlarlas y prevenir los problemas hepáticos que provocan. A continuación explicaremos lo que se debe hacer.

Protección sencilla contra la hepatitis A

El virus de la hepatitis A se origina en las heces fecales y se trasmite por el contacto entre las personas o a través de alimentos y agua contaminados.

El mayor riesgo de contraer hepatitis A se presenta al viajar a zonas en las que existan altos índices de esta enfermedad y donde las medidas sanitarias sean insuficientes. Algunas regiones donde se puede correr riesgo de contraer la hepatitis A son América Central o del Sur (incluyendo México), el sudeste asiático y China. La experta Miriam Alter, Ph.D., jefa de Epidemiología en la rama de hepatitis de los Centros para el Control y la Prevención de Enfermedades, aconseja lo siguiente para protegerse tanto en casa como fuera del país.

Se puede evitar al lavar. La Dra. Alter recomienda lavarse las manos después de ir al baño o de cambiar un pañal. Asimismo hay que lavarse las manos antes de comer, lo cual incluye las tres comidas principales y cualquier merienda (botana, refrigerio, tentempié), sin excepción alguna.

Hay que cuidar lo que se vaya a tomar. Es mejor tomar sólo refrescos (sodas), jugos y agua embotellados. Si se va a tomar agua embotellada en un país extranjero hay que asegurarse de que la tapa de la botella esté sellada; es importante que el agua haya sido embotellada de origen y que no se trate de agua de la llave (grifo, canilla, pila). También se recomienda evitar ponerles hielo a las bebidas, porque el hielo pudo haberse hecho con agua contaminada.

Uno mismo debe pelar las frutas. Si la fruta se pela con cuidado, el virus se eliminará junto con la cáscara o la piel. Es posible comer la pulpa debajo de la piel o cáscara sin ningún problema, siempre y cuando no se toque con dedos contaminados. Por lo tanto, la Dra. Alter recomienda lavarse las manos después de pelar cualquier fruta cruda.

Mientras más cocidos, mejor. Este consejo se aplica a las carnes, las verduras y los mariscos. Es preferible evitar los mariscos crudos o mal cocidos, porque pueden provenir de aguas contaminadas.

Pinchazos para todos. Cuando viaje con la familia, asegúrese de vacunar a todos. Las vacunas contra la hepatitis A ofrecen protección duradera a las personas de dos años de edad en adelante. Son muy seguras y su efecto secundario más común es una sensación de dolor en el punto de la inyección. Es importante vacunarse al menos cuatro semanas antes de salir de viaje. La inmunoglobulina, un preparado de anticuerpos, sirve para los niños menores de dos años, para brindar protección a corto plazo a cualquiera o bien para prevenir la infección después de haberse expuesto a la enfermedad. Consulte con su médico para ver qué le conviene más.

Cómo evitar la hepatitis B

Cada día, unas 14 personas mueren en los Estados Unidos a causa de enfermedades relacionadas con el virus de la hepatitis B (o *HBV* por sus siglas en inglés), el cual infecta hasta a 320,000 personas al año. Sin embargo, muchas de las personas infectadas por este virus ni siquiera se dan cuenta de ello. El blanco del virus de la hepatitis B también es el hígado, pero se trata de un virus más agresivo que el virus tipo A y tiene una mayor probabilidad de causar problemas hepáticos crónicos e incluso letales.

El virus de la hepatitis B se trasmite principalmente por medio del contacto sexual con una persona infectada. También se trasmite entre personas que comparten agujas y accesorios para inyectarse drogas ilegales, así como de una madre infectada a su bebé durante el parto.

Los Centros para el Control y la Prevención de Enfermedades recomiendan que cualquier persona que esté en riesgo se vacune. Tres inyecciones espaciadas a lo largo de seis meses dan protección de por vida. Los grupos de alto riesgo incluyen a aquellos que practican el sexo anal, los hombres y las mujeres que sostienen relaciones sexuales con más de una persona y las personas dedicadas al cuidado de la salud.

"En esencia, cualquier adulto sexualmente activo que quiera evitar la hepatitis B debe vacunarse", afirma el Dr. Gary Noskin, profesor adjunto de Medicina de la Universidad del Noroeste en Chicago.

Hepatitis C: no hay contagio por contacto cotidiano

Es posible que hasta cuatro millones de personas radicadas en los Estados Unidos estén infectadas con el virus de la hepatitis C, el cual puede causar problemas hepáticos crónicos, al igual que los demás tipos de virus de la hepatitis. La mayoría de las personas que contraen hepatitis C la adquieren al compartir agujas para inyectarse drogas ilegales. El virus también se trasmite a través del contacto sexual.

Según los Institutos Nacionales para la Salud, si una persona nunca se ha inyectado ella misma sustancia alguna, las medidas de prevención adecuadas son prácticas seguras en el trabajo y sexo seguro. Si su trabajo o el de un ser querido requiere que maneje sangre o productos sanguíneos, asegúrese de que usted o la persona en esta situación practique buenas medidas de control de infecciones. Asimismo, a menos que se tenga una relación amorosa de largo plazo y de que exista la seguridad plena de que las dos personas involucradas sean monógamas, se recomienda usar condones de látex durante el coito.

INFECCIONES POR HONGOS Y LEVADURAS

Medidas para mantenerlas a raya

Al imaginarse la levadura generalmente se piensa en algo saludable y nutritivo. La levadura ayuda a que crezca la masa del pan y a que se fermente la cerveza. Pero si comienza a proliferar este organismo unicelular perteneciente a la familia de los hongos, que siempre está presente en nuestros cuerpos, deja de ser nutritivo para convertirse en algo francamente agresivo y parasitario.

La infección por levadura más común es la infección vaginal o candidiasis, la cual viene acompañada de un flujo de apariencia similar al requesón y por lo general mucha comezón. Sin embargo, los hongos también pueden causar problemas en otros lados. Pueden crecer en la boca y la garganta, produciendo una afección conocida como algodoncillo, que se presenta en forma de parches de color blanco cremoso. Los hongos también se pueden convertir en inquilinos testarudos de las uñas de las manos o los pies. Y a veces las infecciones intestinales causadas por hongos pueden conducir a problemas graves, que van desde la fatiga y el dolor de cabeza crónico hasta el síndrome del intestino irritable.

Si usted o algún miembro de su familia ha sufrido infecciones causadas por hongos en el pasado, el truco para prevenirlas está en hacer que el cuerpo se convierta en un ambiente lo menos amigable posible para los hongos, dice Jennifer Brett, una doctora naturópata con consulta privada en Stratford, Connecticut. A continuación presentamos algunas sugerencias para prevenir las infecciones causadas por hongos y levaduras.

Revise los antibióticos que esté tomando. El uso prolongado o repetido de antibióticos es una causa común de los problemas con hongos, dice el Dr. William Crook, presidente de la Fundación Internacional de la Salud ubicada en Jackson, Tennessee.

"Los antibióticos se recetan en exceso, especialmente para tratar infecciones respiratorias o infecciones del oído en los niños", dice el Dr. Crook. Trate de evitarlos siempre que sea posible. Pregúntele al doctor si el antibiótico es la única solución posible para el problema médico en cuestión.

Dígales *ciaocito* a la cerveza y el vinagre. Estos se deben evitar porque contienen levadura y fomentan la producción de los hongos. ¿Pero qué debe hacer si usted acostumbra aliñar (aderezar) sus ensaladas con vinagre y aceite de oliva? Pruébelas con un poco de aceite de oliva y jugo de limón en lugar del vinagre. Además, ojo con los aliños (aderezos) comerciales para ensalada. Muchos contienen vinagre, así que hay que leer bien la etiqueta antes de comprarlos. En cuanto a la cerveza lo sentimos, pero no se nos ocurre ningún sustituto adecuado. También sentimos tener que darles otra mala noticia a las bebedoras: debe evitarse el alcohol por completo para prevenir las infecciones de hongos. Resulta que les encanta a los hongos casi tanto como el azúcar, dice el Dr. Crook. "Los hongos descomponen y digieren el alcohol con mucha facilidad".

Rehúya el moho. Esto significa que se deben evitar los quesos añejos, los hongos, las frutas secas, los jugos de fruta (a menos que estén recién hechos), los cacahuates (manís) y la crema de cacahuate. "Las personas que presentan un crecimiento excesivo de hongos tienden a ser hipersensibles a estos tipos de alimentos y pueden desarrollar una multitud de síntomas cuando los comen", dice el Dr. Crook. Estas personas no tienen ningún problema para comer otros alimentos que contienen proteínas, como el huevo, la carne magra (baja en grasa), el pollo y los productos lácteos sin azúcar. Entre los cortes de carne estadounidenses más magros se encuentran los siguientes: *eye of round, top round, pork tenderloin* y *lamb foreshank*. Estos cortes no corresponden a los usuales en Latinoamérica. Si usted vive en Latinoamérica y no hay una tienda especializada en cortes estadounidenses en su zona, pida cortes de lomo de res y cerdo o de pierna de cordero. Son las partes más magras de estos animales.

Agarre un poco de ajo a diario. El ajo tiene propiedades anti-fúngicas asombrosas, dice Barry Taylor, un naturópata del Centro de Salud Familiar de Nueva Inglaterra en Weston, Massachusetts. Lo mejor es comer dos dientes de ajo fresco y crudo al día. Agréguelo a sus aliños para ensalada o cuando esté terminando de cocinar una salsa marinara o un sofrito. Si quiere evitar el aliento a ajo puede tomar suplementos de ajo. Tome un suplemento hecho de ajo entero (*whole garlic supplement*) de 900 a 1500 miligramos diariamente.

Adquiera el gusto por el yogur. El yogur hecho con cultivos vivos contiene bacterias "amigables" que ayudan a desplazar a los hongos. Según el Dr. Taylor, este yogur crea un ambiente ligeramente ácido que impide el crecimiento de los hongos. Sin embargo, debido a que los cultivos necesitan estar vivos, el yogur congelado no sirve, señala el naturópata. El yogur natural sin azúcar puede ser parte importante de una alimentación nutritiva y terapéutica. Antes de incluir el yogur en la propia alimentación o en la de la persona propensa a infecciones por hongos, asegúrese de que no exista una alergia a la leche ni sensibilidad a los productos lácteos.

Fortalezca el sistema inmunológico con verduras. Las personas que crónicamente presentan un crecimiento excesivo de hongos a menudo desarrollan problemas del sistema inmunológico que pueden manifestarse en forma de infecciones frecuentes o alergias, dice el Dr. Taylor. "En estos casos recomiendo una alimentación cargada de nutrientes que incluya verduras crudas y jugos de verduras, como jugo de zanahoria, muchas verduras de hojas verdes y otras verduras nutritivas, como el cidrayote (*winter squash*) y los granos integrales".

Nota: El término "integral" se refiere a la preparación de los cereales (granos) como el arroz, el maíz (elote, choclo), la avena, el pan, etcétera. En su estado natural, los cereales tienen una capa exterior muy nutritiva que aporta fibra dietética, carbohidratos complejos, vitaminas del grupo B, vitamina E, hierro, cinc y otros minerales. No obstante, para que tengan una presentación más atractiva muchos fabricantes les quitan las capas exteriores a los cereales. La mayoría de los nutriólogos y médicos recomiendan que comamos los productos integrales para aprovechar los nutrientes que aportan. Estos productos se consiguen en algunos supermercados y en las tiendas de productos naturales. Entre los productos integrales más comunes están el arroz integral (*brown rice*), el pan integral (*whole wheat bread* o *whole grain bread*), la cebada integral (*whole grain barley*) y la avena integral (*whole oats*).

Recurra a la ventilación vaginal. Las infecciones vaginales o candidiasis son por mucho la variedad más común de las infecciones causadas por levaduras. Un motivo de esto es que las levaduras prosperan en lugares cálidos y húmedos. Los expertos sugieren que siempre que sea posible trate de no usar ropa interior. Le será útil dormir tal cual llegó al mundo o al menos sin pantaletas debajo del camisón.

Aficiónese al algodón. Las fibras naturales como el algodón permiten una mejor ventilación vaginal que el poliéster. Aunque prefiera la ropa interior de nilón, fíjese que tenga la entrepierna de algodón. Tenga esto en mente también cuando compre pantimedias. Búsquelas con la entrepierna de algodón. Recuerde que el objetivo es que el aire circule con la mayor libertad posible. Entre más aire circule, más fresca y seca estará su vagina, lo cual se traduce en un ambiente menos hospitalario para las levaduras, dice el Dr. Crook.

Que su vestuario sea menos hospitalario. Quizá los pantalones entallados le permitan lucir mejor su figura, pero no son una buena idea si usted es propensa a la candidiasis vaginal. En cambio, opte por ropa holgada. Los vestidos y las faldas son la mejor opción para combatir este tipo de infecciones.

Termine con el talco. Muchos talcos contienen almidón. Y un hongo como la levadura crece bien en el almidón. Por lo tanto, no es una buena idea ponerse talco en el área vaginal.

MAREOS POR MOVIMIENTO

Cómo evitar esos episodios inquietantes

A veces lo peor de los mareos por movimiento no son los mareos en sí, ni tampoco la náusea, ni siquiera los vómitos. No, lo peor de los mareos por movimiento es que las demás personas que van en el automóvil o el barco estén disfrutando la vista y sintiéndose de maravilla mientras uno se siente fatal. ¿Qué es lo que pasa?

"La sensibilidad al movimiento varía de una persona a otra y no sabemos por qué", afirma el Dr. Craig Buchman, un otólogo con consulta privada en Miami, Florida.

Un mareo se produce cuando el sistema de equilibrio del oído interno capta un movimiento que contradiga lo que los ojos están percibiendo. Es posible que los mareos por movimiento más comunes sean los que ocurren a bordo de las embarcaciones; sólo piense en todas las maneras diferentes en que un barco puede moverse al mismo tiempo. No obstante, una muy inoportuna sensación de náuseas también se ha encargado de arruinar muchos paseos dominicales en automóvil. "La verdad es que casi cualquier tipo de transporte móvil puede causar mareos por movimiento, ya sea un barco, un automóvil, un avión, un caballo, un elefante o un camello", explica Millard Reschke, Ph.D., científico sénior de Neurociencias del Centro Espacial Johnson en Houston.

La buena noticia es que el número de formas de prevenir los mareos por movimiento casi iguala el de los vehículos que los causan. Pasemos a las recomendaciones de los médicos para moverse sin marearse.

A conducir para no sufrir. Hasta la persona más propensa a las náuseas rara vez se marea mientras conduce. "Si uno controla el vehículo, controla el movimiento —señala el Dr. Reschke—. Eso disminuye el conflicto que se pueda generar en el cerebro".

Hay que seguir adelante para prevenir. Si no se va a conducir es recomendable sentarse en el asiento delantero. El asiento trasero es el peor, porque ahí se está expuesto a mucho más movimiento que adelante, dice el Dr. Reschke.

Estar más cerca del parabrisas también tiene otra ventaja. "En esa posición es posible aumentar al máximo los mensajes visuales que se reciben —indica el Dr. Brian Blakley, un otolaringólogo con consulta privada en Winnipeg—. Los movimientos que capta el oído interno son confirmados por la visión del mundo al exterior del automóvil". Cuando se obtiene información a través de dos fuentes, es decir, los ojos y los oídos, hay menos probabilidad de marearse, explica el experto.

Es mejor mirar lejos. Si uno se dedica a observar los postes de teléfonos que pasan zumbando uno tras otro, sólo se incrementa la percepción del movimiento por parte del cerebro así como la rebeldía del estómago. "Conviene más enfocar la vista en algún punto de referencia muy adelante sobre el camino —afirma el Dr. Reschke—. Una montaña a lo lejos funciona muy bien".

Quizás se le quite al estarse quieto. Este consejo seguramente les agradará a usted y a su esposo, ya que probablemente se pasen los viajes en automóvil diciéndoles a sus hijos que se estén quietos. Según explica el Dr. Blakley, reducir el movimiento de la cabeza al mínimo ayuda a combatir los mareos por movimiento. "Si quiere mirar algo —aconseja— trate de mantener quieta la cabeza y de mover, en cambio, los ojos".

Dormir los doma. "Dormir es una forma excelente de prevenir los mareos por movimiento", dice el Dr. Reschke. Por supuesto no todos pueden dormir en un vehículo en movimiento, pero la naturaleza tiende a cuidar a muchas personas propensas a marearse haciendo que les dé sueño. Los mensajes de percepción del movimiento no llegan al cerebro de una persona profundamente dormida, y de esta forma los mareos no la afligen.

Leer no conviene. Aunque se esté loco por leer la última novela de Isabel Allende, hay que esperar a que ya no se esté moviendo. "Uno se marea mucho más rápido si lee, porque en efecto es como meterse en un 'cuarto' que se mueve junto con uno", indica el Dr. Reschke. De esta forma se incrementa el conflicto generado entre lo que se ve y el movimiento que se siente, explica.

Se pueden probar las pastillas preventivas. Hay varias medicinas para los mareos por movimiento que se venden sin receta, como por ejemplo el *Dramamine*, así como versiones más potentes que sólo se obtienen con receta médica. Funcionan porque reducen la conciencia que el cerebro tiene del conflicto sensorial, señala el Dr. Blakley.

El otolaringólogo sugiere tomar estos medicamentos cuando menos media hora antes de emprender el viaje. "Si se espera hasta que empiecen los síntomas de los mareos por movimiento, los medicamentos no funcionarán", advierte el Dr. Reschke. No obstante, hay que tener presente que estas medicinas provocan somnolencia, por lo que no se debe tomar *Dramamine* cuando se vaya a conducir.

Hay que estar consciente de las curvas. Si los caminos con muchas curvas le provocan mareos por movimiento a alguien, no se debe luchar contra ellas. "Un conductor de autobús siempre se inclina en el sentido impuesto por la curva, mientras que los pasajeros tienden a hacer lo contrario —dice el Dr. Reschke—. Es mejor hacer lo que hace el conductor".

Que la mirada se pierda en lontananza. Este consejo es para los pasajeros de una embarcación. "Lo peor que pueden hacer es bajar la cabeza y mirar las olas", indica el Dr. Buchman. En cambio, recomienda fijar la mirada en el horizonte.

Siempre y cuando se esté sobre la cubierta con el viento soplándole en la cara y la mirada fija en el horizonte, se disminuirán los mareos por movimiento, agrega el Dr. Blakley.

Para afuera. Lo mejor que se puede hacer en el mar es pasar el mayor tiempo posible sobre la cubierta, dice el Dr. Buchman. "Los mareos por movimiento que dan a bordo de un barco normalmente empeoran bajo cubierta".

La actividad puede minimizar los mareos. Otra manera de evitar los mareos por movimiento a bordo de un barco es no darse la oportunidad de pensar en ellos. "Muchos de los problemas del sistema de equilibrio dependen de lo consciente que se esté de ellos —afirma el Dr. Buchman—. Si se mantiene muy activo a bordo de un crucero, por ejemplo, el cerebro en esencia puede hacer caso omiso de lo que le pasa al estómago".

NEUMONÍA

Protección para los pulmones

Gracias a la ciencia moderna, muchas de las enfermedades que azotaban al mundo antiguo han sido vencidas. La viruela ya se erradicó, el sarampión se ha convertido en una especie en peligro de extinción y la poliomielitis está menguando. No obstante, la neumonía sigue vivita y coleando.

A lo largo de la historia, la neumonía ha sido uno de los grandes asesinos del mundo. Cobró cientos de millones de vidas durante los siglos anteriores al desarrollo de los antibióticos. En fechas tan recientes como los años 30 era la principal causa de muerte en los Estados Unidos. De acuerdo con el Centro Nacional de Estadísticas de la Salud, esta enfermedad sigue atacando a alrededor de 4.2 millones de estadounidenses al año y mata a casi 82,000 de ellos. Sólo las enfermedades del corazón, el cáncer, los derrames cerebrales, las afecciones respiratorias crónicas y los accidentes causan más muertes.

Las personas particularmente susceptibles a la neumonía son los fumadores, las personas mayores de 60 años de edad y las que tienen problemas crónicos de salud, como por ejemplo asma, enfermedades cardíacas, diabetes, alcoholismo, afecciones renales, enfisema y SIDA, explica el Dr. Harry Steinberg, jefe de Medicina Pulmonar del Centro Médico Judío de Long Island en New Hyde Park, Nueva York.

Con frecuencia esta enfermedad va precedida de un resfriado (catarro) o una gripe. No obstante, en ocasiones se desarrolla rápidamente sin síntoma previo alguno, dice el Dr. Steinberg. Esto fue lo que le ocurrió al creador de los *Muppets*, Jim Henson, quien contrajo una forma agresiva de neumonía bacteriana en 1990 y murió en unas cuantas horas.

La neumonía provoca la acumulación de flemas, líquidos y desechos en los pulmones y de esta manera obstruye las vías respiratorias. Esta acumulación afecta la capacidad de los pulmones para eliminar el dióxido de carbono del cuerpo y proporcionar a la sangre y los órganos vitales el oxígeno imprescindible para vivir, dice el Dr. Steinberg.

Aunque en raros casos la neumonía es causada por hongos o parásitos, generalmente la produce un virus o una bacteria. La mayoría de las personas estamos expuestos a estos organismos todos los días.

"El problema con la neumonía es que, a diferencia de otras enfermedades, no la causa un solo organismo —indica el Dr. Steven A. Green, director del departamento de consulta familiar del Grupo Médico Sharp Rees-Stealy en San Diego, California—. Por lo tanto, es poco probable que encontremos una manera de erradicarla".

Lo que sí hay son maneras de disminuir el riesgo de contraer esta enfermedad. La mejor defensa contra la neumonía es un sistema inmunológico fuerte, afirma el Dr. Steinberg. A continuación le revelaremos algunas de las formas en que esta pesadilla pulmonar puede evitarse.

Hay que apartarse del humo. Las personas que fuman son más propensas a contraer neumonía, dice el Dr. Green. El tabaquismo acaba con los cilios, unas estructuras parecidas a cabellos que se encuentran en las vías respiratorias y que ayudan a mantener los pulmones libres de bacterias y otros organismos que causan neumonía.

El tabaquismo también reduce la inmunidad, lo cual hace que las personas sean menos capaces de combatir una infección.

La defensa del descanso. Se debe dormir de seis a ocho horas como mínimo cada noche, recomienda el Dr. Green. El descanso ayudará a mantener el sistema inmunológico en condiciones óptimas para defender al cuerpo contra la neumonía, particularmente durante la temporada de resfriados (catarros) y gripe.

Paz para los pulmones. El estrés obstaculiza la inmunidad y puede crear propensión a sufrir neumonía y otras afecciones respiratorias, según el Dr. Steinberg. La costumbre de tomarse unos cuantos momentos al día para practicar la meditación, la respiración profunda y otros tipos de relajación puede ayudar a mantener a raya esta enfermedad.

Los alimentos son una buena arma. Una alimentación balanceada ayudará al sistema inmunológico a mantenerse alerta para eliminar cualquier organismo que pueda causar neumonía, señala el Dr. Green. Conviene seguir las recomendaciones de la Pirámide Alimenticia del Departamento de Agricultura de los Estados Unidos: cada día hay que comer al menos cinco raciones de frutas y verduras más seis raciones de granos, así como diversas proteínas, como productos lácteos, pescado, carne de ave, frijoles (habichuelas) o carne.

Correr y caminar la controlan. El ejercicio hecho con regularidad, como correr o caminar durante 20 minutos tres días a la semana, puede ayudar a mantener los pulmones fuertes y libres de neumonía, indica el Dr. Steinberg.

A lavar se ha dicho. Una de las mejores formas de prevenir las infecciones respiratorias, incluyendo la neumonía, es lavándose bien las manos, dice el Dr. Green. Por lo tanto, durante la temporada de resfriados y gripes hay que lavarse las manos frecuentemente con jabón y agua tibia, sobre todo después de haber tenido contacto con otra persona, como después de estrecharle la mano a alguien, por ejemplo.

Los pinchazos preventivos proporcionan protección. La gripe no es una causa directa de la neumonía, pero puede debilitar el sistema inmunológico de tal modo que los microbios que producen la neumonía logren penetrar en los pulmones. La vacuna anual contra la gripe puede prevenir esto en las personas propensas a enfermarse o que corren un mayor riesgo, afirma el Dr. Steinberg.

Otro tipo de pinchazo protector. Vale la pena que los hombres y las mujeres mayores de 60 años de edad, las personas con enfermedades respiratorias como enfisema o asma y cualquiera que corra un riesgo especial de contraer neumonía también tomen en cuenta la vacuna neumocócica. Esta vacuna puede ayudar a prevenir la variedad más común de neumonía bacteriana, explica el Dr. Steinberg. Pregúntele a su médico si le conviene a usted o a sus seres queridos.

OSTEOPOROSIS

Estrategias para el esqueleto

Las fracturas de la cadera y de otros huesos que a menudo hostigan a los adultos de edad avanzada de ninguna forma son un precio preestablecido que haya que pagar por haber vivido mucho tiempo. De hecho, es posible empezar desde la juventud a combatir la osteoporosis, o sea, la afección que debilita los huesos hasta el grado de que se fracturen fácilmente. Además, de acuerdo con algunos expertos nunca es demasiado tarde para empezar a tomar medidas que ayuden a prevenir la pérdida ósea.

"La osteoporosis es el resultado de la pérdida de tejido óseo", explica el Dr. Michael Kleerekoper, un endocrinólogo y profesor de los departamentos de Medicina Interna, Obstetricia y Ginecología y Patología de la Universidad Estatal Wayne en Detroit, Michigan.

"Entre más tejido óseo tenga para empezar —indica el Dr. Kleere-koper—, mayor será la cantidad que pueda perder sin riesgo. Por lo tanto hay que acumular la mayor cantidad posible de tejido óseo durante la infancia y la adolescencia".

No obstante, las medidas de prevención deben continuar aun después de la adolescencia. Los médicos afirman que es igualmente importante llevarlas a cabo durante la edad madura y en la vejez, cuando las personas pierden masa ósea en lugar de acumularla. En el caso de los hombres esta pérdida es gradual; las mujeres, por el contrario, pueden perder hasta un 3 por ciento de masa ósea al año durante los 10 primeros años de la menopausia. Por lo tanto, no sorprende que la osteoporosis sea más común en las mujeres que en los hombres. Por eso vamos a dirigir los consejos de este capítulo directamente a usted, la mujer de la casa.

"En la madurez, su meta es retardar o detener la pérdida de hueso —señala la Dra. Kendra Kaye Zuckerman, profesora auxiliar de Medicina de la Universidad Allegheny de Ciencias de la Salud—. Usted puede evitar llegar al punto de que el hueso sea tan frágil que se fracture".

Las siguientes estrategias han ayudado a muchas mujeres a mantenerse libres de fracturas a lo largo de toda su vida.

Mímese con el mineral milagroso. "Es realmente importante consumir cantidades adecuadas de calcio a lo largo de toda la vida —indica la Dra. Zuckerman—. Durante los años de crecimiento el calcio ayuda a incrementar la densidad máxima de minerales óseos, y más adelante retarda la pérdida ósea".

¿Cuánto calcio debe tomarse? "Es un poco difícil establecer una cantidad precisa —comenta el Dr. Steven T. Harris, profesor clínico de Medicina y Radiología de la Universidad de California en San Francisco—. La recomendación general es que se trate de consumir entre 1,000 y 1,500 miligramos al día, ya sea a través de la alimentación, de suplementos o de una combinación de ambos".

Si usted tiene menos de 24 años o más de 65, o bien si es una mujer posmenopáusica que no está tomando estrógeno, trate de acercarse al límite superior del rango recomendado, sugiere la Dra. Zuckerman.

Consuma lácteos a diario. A diferencia de otros minerales indispensables, el calcio no abunda en la alimentación de muchas personas. Hay que hacer un esfuerzo consciente para consumirlo en cantidades suficientes. "La única forma razonable de lograr esto a través de la alimentación es por medio de productos lácteos", dice el Dr. Kleerekoper.

Un vaso grande de leche, una rebanada gruesa de queso, una taza de yogur o una ración de buen tamaño de requesón le proporcionan alrededor de 300 miligramos de calcio. Según la Dra. Zuckerman, el resto de los alimentos que coma en el día sumarán más o menos la misma cantidad de calcio. Otras buenas fuentes alimenticias de calcio, aunque no tan ricas como los productos lácteos, son el brócoli, las sardinas (particularmente enlatadas con las espinas intactas) y el tofu. "Al comprar jugo, cereal o pan, compre los que vengan enriquecidos con calcio", agrega la doctora.

Opte por las versiones sin grasa. No deje que el temor a la grasa le impida obtener calcio a través de los productos lácteos. Puede comer las versiones sin grasa de estos productos sin problema alguno. "Las personas tienden a pensar que estos productos son menos nutritivos, pero no es cierto —explica el Dr. Kleerekoper—. Cuando se les elimina la grasa a los productos lácteos no se les quita también el calcio".

Tome vitamina D. "La vitamina D ayuda a metabolizar el calcio y a usarlo eficazmente para fortalecer los huesos —indica Dennis Black, Ph.D., profesor adjunto de Epidemiología y Bioestadística de la Universidad de California en San Francisco—. Se recomiendan 400 UI (unidades internacionales) al día, pero existen datos que sugieren que podría ser más benéfica una dosis de alrededor de 600 UI, especialmente para las personas mayores". Su cuerpo convierte la luz solar en vitamina

D, pero a menudo esto no es suficiente. También necesita comer alimentos enriquecidos con vitamina D, como leche y cereal. Asimismo, asegúrese de que su suplemento polivitamínico incluya vitamina D.

Espolvoréelo. Es posible incrementar el contenido de calcio prácticamente de cualquier platillo sin cambiar mucho el sabor. "Sólo agregue leche descremada en polvo a sus sopas, bebidas o cacerolas (guisos)", sugiere la Dra. Zuckerman.

Tome suplementos de calcio. "La forma más segura y fácil de obtener una cantidad suficiente de calcio para retardar la osteoporosis es por medio de suplementos de calcio", dice el Dr. Black. Y para ayudar a que su cuerpo absorba y utilice este calcio, busque un suplemento que también contenga vitamina D.

Las versiones que contienen carbonato de calcio (*calcium carbonate*) son las más populares, además de ser las más baratas. Vienen en tabletas o en forma de pastillas masticables; incluso las *Tums* sirven como suplemento de calcio. "Tómelas con alimentos y un vaso lleno de agua para que el calcio se absorba mejor", recomienda la Dra. Zuckerman.

"Si usted obtiene la mayor parte de su requerimiento de calcio de suplementos, no los tome todos en una sola comida", agrega la Dra. Zuckerman. Si el carbonato de calcio le provoca estreñimiento, señala la doctora, pruebe el citrato de calcio (*calcium citrate*), como el *Citracal*, el cual puede tomarse entre comidas.

Perfeccione su plan de prevención con otros minerales. Según el Dr. Harris, es posible que el papel del cinc, el cobre y el manganeso sea insignificante en lo que se refiere al aumento de la masa ósea, pero ciertas pruebas indican que estos minerales tal vez sean útiles para fortalecer su esqueleto.

Evite la sal. El sodio no es muy bueno para los huesos. "Al ser eliminado del cuerpo, el sodio se lleva al calcio", explica el Dr. Kleere-koper. A muchos productos enlatados y alimentos procesados se les agrega sodio; de tal modo, si usted les da la preferencia a los alimentos frescos en su alimentación, automáticamente evitará consumir más sal. Aparte de eso, sólo procure no agitar tanto el salero.

Suspenda las sodas. Las sodas (refrescos) contienen fósforo, el cual debe mantenerse en equilibrio con el calcio que existe en el cuerpo. "El consumo de sodas probablemente afecte la salud de los huesos —afirma el Dr. Harris—. Los efectos negativos producidos por un bajo consumo de calcio parecen incrementarse cuando el consumo de fósforo es alto".

Cargue consigo misma. Los ejercicios que exigen soportar el peso del propio cuerpo ayudan a aumentar la masa ósea, dicen los expertos. Para combatir la osteoporosis se recomienda correr, hacer danza aeróbica y caminar. "El uso de pesas también puede ayudar a los huesos en diferentes partes de su cuerpo", señala la Dra. Zuckerman. Pero tenga en cuenta que los beneficios sólo duran mientras usted haga ejercicio con regularidad.

No obstante, el provecho específico que los ejercicios en los que se debe soportar el peso del cuerpo les brindan a los huesos es pequeño en comparación con las tremendas ventajas que el ejercicio en general aporta a la salud. "Prefiero alentar a las personas simplemente a mantenerse activas —dice el Dr. Harris—. Si a usted le encanta nadar, pues nade. No existen muchas pruebas de que nadar sea bueno para usted desde el punto de vista de su esqueleto, pero es mucho mejor hacer con regularidad algo que disfrute que no hacer el ejercicio 'correcto'".

Sálvese con soya. La soya no sólo es una buena fuente de calcio, sino que posiblemente también contribuya de otras formas al aumento de la masa ósea. La soya contiene isoflavonas, unos compuestos vegetales llamados fitoestrógenos que se parecen al estrógeno; es posible que funcionen de forma similar al estrógeno natural del cuerpo para prevenir la pérdida ósea después de la menopausia. Según Bahram Arjmandi, R.D., Ph.D., profesor adjunto del departamento de Ciencias de la Nutrición de la Universidad Estatal de Oklahoma en Stillwater, las isoflavonas de la soya pueden comportarse de manera tanto estrogénica como antiestrogénica. "Las isoflavonas de la soya pueden ejercer los mismos efectos benéficos del estrógeno sobre los huesos, pero sin causar efecto adverso alguno sobre sus senos y útero, donde un alto nivel de estrógeno pueden causar cáncer", explica.

Los estudios de investigación aún no han demostrado en qué forma es mejor consumir la isoflavona de soya, en lo que se refiere a sus posibles beneficios para la salud del esqueleto, advierte el Dr. Arjmandi, pero opina que un consumo diario de 50 miligramos de isoflavonas totales de soya ha mostrado producir ventajas de las que usted puede gozar mediante el consumo de productos de soya en cantidades moderadas. Por ejemplo, se obtiene un total de 30 a 50 miligramos de isoflavonas de media taza de proteína de soya texturizada, 1 onza (28 g) de nueces de soya tostadas, una taza de leche de soya o media taza de tofu. Todos estos productos deben estar disponibles en la tienda de productos naturales de su localidad.

Controle su consumo de carne. El Dr. Arjmandi subraya que las personas radicadas en los Estados Unidos deben tener cuidado de no aumentar su consumo de por sí suficiente de proteínas y otras fuentes alimenticias de energía, sin importar cuán benéficas puedan ser. Utilice la soya como sustituto y no como complemento de su consumo de

AYÚDELOS A EVITAR LAS CAÍDAS

La osteoporosis no duele. Por eso es tan engañosa. Uno no se da cuenta de que esté pasando algo hasta que una caída cualquiera resulta en una cadera fracturada.

El riesgo de que esto suceda aumenta drásticamente con la edad. De tal modo, si bien debe hacer todo lo que pueda para mantener sus huesos lo más fuertes posible, también deberá incluir otras cosas en su agenda de prevención. Y no sólo usted, sino también las personas mayores que haya en casa.

"La estrategia de prevención cambia para las personas sesentonas, setentonas y mayores —dice el Dr. Michael Kleerekoper, un endocrinólogo y profesor de los departamentos de Medicina Interna, Obstetricia y Gine-cología y Patología de la Universidad Estatal Wayne en Detroit—. Ahora hay que tomar en cuenta las complicaciones de la pérdida ósea, que son las fracturas. Y usted puede hacer muchas cosas para prevenir las fracturas". A continuación encontrará algunas sugerencias que podrán aprovechar tanto usted misma como sus parientes mayores de edad.

Hay que emplear el ejercicio. Al contrario de lo que se piensa, el ejercicio cobra mayor importancia con la edad, porque sus beneficios van más allá de simplemente impedir la pérdida ósea. "El ejercicio disminuye su riesgo de caerse —indica Dennis Black, Ph.D., profesor adjunto de Epi-demiología y Bioestadística de la Universidad de California en San Fran-cisco—. Además, le ayuda a mejorar su tiempo de reacción en caso de que llegue a caerse". Por lo tanto, cuando se trata de prevenir las caídas cualquier actividad es benéfica, ya sea que le exija soportar el peso de su

proteínas, sugiere el experto. En otras palabras, cuando coma más soya, bájele a la carne.

De hecho existen pruebas de que reducir el consumo de proteínas animales es bueno para los huesos. "En realidad hay diversas razones por las que le convendría evitar un consumo excesivo de proteínas animales —indica el Dr. Harris—. Una de ellas es que en las personas mayores, el propio cuerpo o no. "Son útiles las actividades que le permitan mejorar su equilibrio, como el *tai chi*, así como cualquiera que la mantenga vigorosa", agrega el experto.

Ojo con los obstáculos. Hay que eliminar los cables sueltos, los pequeños banquillos y demás obstáculos que puede haber en una casa. "Suena trivial, pero es necesario quitar estas cosas de su camino para prevenir una caída", recomienda el Dr. Kleerekoper.

Ojo con la vista. "Asegúrese de usar adecuadamente los anteojos (espejuelos) que le haya recetado su médico —señala el Dr. Kleerekoper—. Por ejemplo, no salga de su casa —ni deje salir a sus familiares de mayor edad— con los anteojos para leer". Las imágenes distorsionadas o una visión borrosa pueden alterar tanto la percepción de la profundidad como la capacidad para reaccionar.

Hay que cuidarse con la carga. Existe una mayor probabilidad de caerse cuando se tiene que batallar con objetos difíciles de cargar o pesados. "Cuando vaya al supermercado, pídale al dependiente que coloque menos productos en cada bolsa", sugiere el Dr. Kleerekoper.

Alumbre todo. En lo que concierne a los huesos, esos viajecitos nocturnos al baño no se diferencian gran cosa de las caminatas por un callejón oscuro y peligroso.

"Si no hay nada de luz, hay mucha probabilidad de tropezarse —advierte el Dr. Kleerekoper—. Deje encendida una lamparita de noche". ¿Le preocupa que su cuenta de electricidad vaya a subir mucho? "No le saldrá muy caro, en comparación con lo que cuesta una fractura".

consumo de proteínas animales probablemente acelere la velocidad normal de la pérdida ósea".

Coma semilla de lino. La semilla de lino (linaza, *flaxseed*) es rica en ácidos grasos poliinsaturados, particularmente en el ácido alfa-linolénico, el cual se ha demostrado que disminuye la velocidad de la pérdida ósea. Un estudio clínico realizado por el Dr. Arjmandi y sus colegas demostró que el consumo diario de 40 gramos de semillas de lino produce efectos positivos sobre los huesos. Cuando un grupo de mujeres posmenopáusicas comió esta cantidad de semillas de lino todos los días, agregándolas a sus recetas de pan y *muffins*, el ingrediente adicional ayudó a reducir la velocidad de su pérdida ósea. De acuerdo con los resultados de este estudio, la semilla de lino también ayudó a disminuir la pérdida de calcio a través de la orina. La semilla de lino se consigue en las tiendas de productos naturales.

PÉRDIDA DE LA MEMORIA

Recordar es vivir

Es natural perder algo de memoria de corto plazo al envejecer. La disminución en la función de la memoria que puede empezar en la madurez no es una señal de senilidad ni de demencia grave, como la enfermedad de Alzheimer. "De hecho, las personas entre los 65 y 75 años de edad dominan ciertos tipos de memoria mejor que los adultos jóvenes —indica Carolyn Adams-Price, Ph.D., profesora adjunta de Psicología de la Universidad Estatal de Mississippi en Starkville—. Particularmente en lo que se refiere a acordarse de hacer las cosas y a cumplir con sus citas".

Además, la pérdida de la memoria no significa que una persona se esté volviendo loca. "La función cognitiva es muy compleja y la memoria es tan sólo una parte de ella —explica Barbara Sherwin, Ph.D., profesora de Psicología así como de Obstetricia y Ginecología en la Universidad McGill de Montreal, Canadá—. Nadie está diciendo que a la mitad de la vida se verá comprometida la capacidad para el pensamiento abstracto o para la formación de conceptos".

Es posible hacer varias cosas para retardar esta pérdida en parte, y existen muchas medidas más que se pueden tomar para compensar el resto. En este capítulo le diremos qué puede hacer para ayudar a sus seres queridos mayores de edad que tengan este problema. Por supuesto, si usted está perdiendo un poco de memoria también puede aprovechar estos consejos.

¡A estudiar! "Una línea de investigación bastante consistente indica que las personas de mayor nivel educativo tienden a presentar una menor disminución en la función de la memoria conforme envejecen", señala Forrest Scogin, Ph.D., profesor de Psicología en la Universidad de Alabama en Tuscaloosa.

"Pero no es demasiado tarde para seguir estudiando —agrega la Dra. Adams-Price—. En la actualidad, muchísimas personas mayores de 60 años de edad están estudiando para obtener títulos avanzados". Por lo tanto, pregúntele a su ser querido qué le interesaría aprender. Pueden inscribirse juntos en un colegio comunitario de la zona donde vive. Los colegios ofrecen una gran variedad de cursos, desde inglés hasta mecánica, y sus matrículas no son muy altas que digamos.

Ahora bien, si no le es posible hacer esto, recuerde que al cerebro le da lo mismo aprender en un salón de clases que en la sala de la casa. Si su ser querido sigue leyendo y aprendiendo habilidades nuevas, la estimulación continua de sus funciones cognitivas puede minimizar la pérdida de su memoria. "Le servirá cualquier cosa que pueda hacer para obligarse a prestar más atención —dice la Dra. Adams-Price—. Muchos pasatiempos nos exigen pensar, como por ejemplo el *bridge*, los rompecabezas, los juegos de computadora y los libros".

Leer para no perder. Para ayudar a prevenir la pérdida de la memoria es bueno ejercitarla cada vez que se tenga la oportunidad de hacerlo, y esto incluye leer. Cuando su ser querido esté a la mitad de un buen libro o revista que esté disfrutando, hable con él sobre lo que está leyendo, recomienda W. Scott Terry, Ph.D., un profesor de Psicología de la Universidad de Carolina del Norte en Charlotte. "Esto le ayudará a concentrarse en su lectura y a recordarla mejor".

La forma en que se lea también es importante cuando se trata de conservar la memoria. Esto significa que no sólo se debe tratar de acabar el libro, advierte el Dr. Terry. En cambio, hay que reflexionar "sobre lo que está leyendo —explica—. Debe repetir y repasarlo para refrescar la memoria continuamente".

Considere las hormonas. Si su ser querido con los problemas de memoria es una mujer, quizás le interese saber que los estudios de investigación realizados por la Dra. Sherwin y otros investigadores han encontrado un fuerte vínculo entre la menopausia y la pérdida de la memoria. Al igual que en el caso de otros problemas de la posmenopausia, la terapia de reposición hormonal (o *HRT* por sus siglas en inglés) puede ayudar. "La menopausia trae consigo una disminución en ciertos aspectos de la memoria —señala la psicóloga—. Al darles estrógeno a las mujeres podemos ayudar a que vuelvan a ser las de antes". Consulte al médico para obtener más información sobre la HRT.

Que la lleve con calma. Un lapso de memoria puede deberse a una simple distracción; la mente sencillamente no está alerta. Las personas con problemas de memoria no deben "funcionar en 'piloto automático' —indica la Dra. Adams-Price—. Las equivocaciones se cometen cuando no se presta atención".

Por ejemplo, supongamos que su tía viró a la izquierda cuando debió haber virado a la derecha. ¿Por qué? Porque generalmente vira a la izquierda en ese cruce. Una solución sencilla es que simplemente la lleve "con más calma", sugiere el Dr. Terry. Debe hacer una pausa, repasar sus intenciones mentalmente y luego repetirse a sí misma lo que va a hacer.

Déle de esta hierba buena. Muchos estudios de investigación realizados en Europa han demostrado que la hierba *ginkgo* (biznaga) aumenta la capacidad del cerebro para utilizar el oxígeno, por lo cual mejora la memoria. Esta hierba está disponible en tabletas estandarizadas con una concentración de un 24 por ciento de glucósidos de flavona (*flavone glycosides*) de *ginkgo*. La dosis estándar es de 120 a 240 miligramos al día, indica el naturópata Donald J. Brown. Una dosis diaria de más de 240 miligramos puede provocar dermatitis, diarrea y vómitos. Además, tenga en mente que esta hierba puede potenciar la acción de los fármacos inhibidores de la monoaminooxidasa (o *MAO* por sus siglas en inglés), como el sulfato de fenelzina (*Nardil*), por ejemplo. Por lo tanto, si su ser querido está tomando medicamentos consulte con el doctor antes de darle el *ginkgo*.

El ejercicio también ayuda. Existen pruebas contundentes de que el hábito de hacer algún tipo de ejercicio aeróbico puede controlar la pérdida de la memoria. En un estudio, los investigadores encontraron que los voluntarios que hacían una hora de ejercicio aeróbico tres veces por semana presentaron un mejor desempeño en los exámenes de memoria que aquellos que no hacían ejercicio. Estos investigadores especulan que los ejercicios permiten mantener un buen flujo sanguíneo hacia el cerebro, lo cual se traduce en una mayor cantidad de oxígeno y en un procesamiento metabólico más acelerado de la glucosa. También reducen el estrés, el cual llega a interferir con la memoria. Puede sugerirle a su ser querido que lleve a los niños al parque todos los días. A ellos les encantará y él o ella podrá caminar regularmente a manera de ejercicio.

PESADILLAS

Terminando con los terrores nocturnos

Tal vez sería difícil aceptar una idea semejante justo después de haberse despertado, gritando y sudoroso, por un sueño particularmente atroz, pero las pesadillas a menudo cumplen con un propósito productivo. "Pueden ser un mensaje de su interior para decirle que algo ocurre en su vida a lo que usted no está haciendo frente de manera consciente", opina Alan Siegel, Ph.D., un psicólogo clínico de Berkeley, California.

Si bien es bastante común que los adultos tengan pesadillas ocasionalmente, cuando la misma pesadilla perturbadora empieza a repetirse una y otra vez es necesario hacer algo al respecto, advierte el Dr. Siegel. A menudo lo mejor es seguir el ejemplo de un mecánico y "abrir el cofre" de la mente. Se averigua cuál es el problema y luego se arregla.

Al igual que cuando se arregla un motor que está fallando, este método puede prevenir problemas futuros. Las siguientes cosas son algunas de las que los expertos recomiendan para prevenir las pesadillas.

Aceptarlas puede ayudar a neutralizarlas. "Acepte la pesadilla —sugiere Larry J. Feldman, Ph.D., director del Centro de Rehabilitación del Dolor y el Estrés en New Castle, Delaware—. Cuando uno se resiste a una pesadilla le confiere poder". Tomar en cuenta la posibilidad de que la pesadilla cumple con un propósito es el mejor camino hacia su aceptación. "Al hacer esta suposición se le resta gran parte de su fuerza a la pesadilla", señala el experto.

Hay que vencer la vergüenza. Lo más probable es que nadie se sienta orgulloso de la forma en que se porta en una pesadilla, pero un paso clave para abandonar esta rutina nocturna es despojarse de la vergüenza. "Todos tenemos pesadillas y no es malo tenerlas —dice el Dr. Siegel—. Al decirse esto a sí mismo para tranquilizarse, se 'rompe con el hechizo' echado por las pesadillas".

Una buena táctica para despojarse de la vergüenza es hablar. "Se debe contar la pesadilla a un amigo o consejero o tan sólo anotarla —recomienda el Dr. Siegel—. Sacarla reduce el estigma". Además, es bueno hablar de los sueños. Según el Dr. Siegel, hablar sobre las pesadillas hace que sean menos intimidantes cuando se llegan a tener.

Una "palabra mágica" para lidiar con ellas. "Cuando la tensión está fuera de control no se le encuentra ningún sentido a una pesadilla", afirma el Dr. Feldman. Recomienda la siguiente técnica sencilla de relajación: "Cuando uno se repite a sí mismo la palabra *relájate* unas cuantas veces al día, el cerebro empieza a liberar sustancias químicas que provocan la respuesta de relajación —explica el experto—. Luego, cuando despierte con una pesadilla, es posible activar la producción de dichas sustancias químicas recordándose a sí mismo que debe relajarse".

A propósito, de acuerdo con el Dr. Feldman siempre es bueno relajarse durante una hora antes de irse a la cama, y esta medida también sirve de manera particular para prevenir las pesadillas. "La mejor manera de prevenir una pesadilla es encontrarse relajado al dormirse", indica.

El Dr. Feldman recomienda dos métodos de relajación para entrar en ese estado de relajamiento. La meta de estas técnicas es incrementar la producción de serotonina, una sustancia que ayuda a dormirse, así como disminuir los niveles de cortisol (una hormona del estrés) en el cuerpo. Según indica el Dr. Feldman, pensar y respirar de forma relajada ayuda a echar a andar este proceso físico ya estando en la cama, acostado pero despierto en el dormitorio (recámara) oscuro.

Para aplicar la primera técnica simplemente hay que inhalar y exhalar lentamente, concentrándose en el aire que pasa por la nariz y la parte posterior de la garganta hacia el interior de los pulmones. Cada vez que se exhale, se repite la palabra *duérmete* o *relájate*. Al fijarse en la respiración, también se afloja el diafragma y se deja de pensar en los problemas, agrega el experto.

Otra técnica que se puede probar requiere contar en sentido inverso de 100 a 1, pero con un giro especial. Al inhalar se piensa en el número y al exhalar se piensa en la palabra *duérmete*, dice el Dr. Feldman. Esta es otra forma de dejar de agobiarse con pensamientos estresantes.

El diálogo puede derrotarlas. El Dr. Feldman sugiere hablar con la pesadilla; aconseja preguntar a los personajes o símbolos de la pesadilla qué quieren comunicar. ¿Responderán? Lo más probable es que no. "Sin embargo, el simple hecho de preguntar permite entrar en un estado mental en el cual se está más abierto a las propias respuestas intuitivas —explica—. Así se hace más probable escuchar esa vocecita interior, el lado más sabio, el yo supremo".

El cambio puede conquistarlas. El Dr. Siegel aconseja modificar el guión de la pesadilla para controlarla. Él sugiere ponerle un nuevo final o darle un nuevo giro a la trama. Por supuesto es posible que los demo-

LAS PESADILLAS DE SUS HIJOS

Los niños pequeños son más vulnerables a las pesadillas porque tienen menos control sobre su mundo, indica Alan Siegel, Ph.D., un psicólogo clínico de Berkeley, California. Ya sabe que dependen de usted y de su esposo para ayudarlos a pasar la noche. Existen varias estrategias que ambos pueden probar y que quizá ayuden a mantener alejados a los demonios de la infancia. La pregunta es cómo. Aquí le daremos algunas ideas.

Use un método juguetón. "Si su hijo está soñando con una araña, dígale que va a barrer a la araña con una escoba para que se vaya —sugiere el Dr. Siegel—. Luego literalmente póngase a barrer con la escoba. Esto es muy efectivo".

Déle la bienvenida a la pesadilla. Los niños necesitan saber que tener pesadillas no significa que ellos sean malos, señala el Dr. Siegel. Acalle el miedo de su hijo y tranquilícelo. Una manera de lograrlo es dándole la bienvenida a la pesadilla; se le puede ofrecer al niño hablar de ella o dibujarla, para que ya no sea tan aterrorizadora.

Enfatice la creatividad. "Los sueños son una de las formas en que los niños expresan sus sentimientos —comenta el Dr. Siegel—. Trate de comunicarse con su hijo en el contexto de ese sueño hablando del mismo. Es una fuente maravillosa de creatividad".

Empiece pronto. "Hable de sus sueños con su hijo de dos años de edad —recomienda el Dr. Siegel—. En cuanto sea capaz de construir frases de unas cuantas palabras podrá contarle un poco acerca de lo que ve mientras está dormido".

nios nocturnos no se apeguen al nuevo guión la próxima vez que se presenten, pero no hay que dejarse desalentar por eso. Se debe seguir ensayando el nuevo guión o intentarlo con diferentes variaciones.

Hay que resolver el rompecabezas. La clave para conquistar las pesadillas está en descifrar su mensaje. "Los sueños son una representación metafórica de algo que no está resuelto en la vida", afirma el Dr. Siegel.

"Cuando el sueño se representa mentalmente con un cambio en el guión, con el tiempo se averigua algo acerca de la manera en que la metáfora se relaciona con lo que anda mal en la vida de uno —observa—. Luego es posible tomar medidas para resolver el problema".

Hay que revisar los medicamentos. Los medicamentos, ya sea vendidos con o sin receta médica, en ocasiones pueden provocar pesadillas, señala el Dr. Quentin Regestein, director de la Clínica del Sueño del Hospital Brigham and Women's en Boston. "Uno debe tomar un inventario de los medicamentos que esté tomando y de cuáles se está absteniendo", aconseja. Los fármacos que alteran el sistema nervioso son particularmente malvados, indica el experto, pero eso no significa que simplemente se deba dejar de tomar las medicinas recetadas por el médico. Algunos ejemplos de medicinas que pueden provocar pesadillas son los antihipertensivos betabloqueadores como el propanolol (*Inderal*) o el metoprolol (*Lopressor*). Algunos antidepresivos también pueden causar pesadillas si se toman a la hora de dormir, agrega el Dr. Regestein. Si el médico le ha recetado un nuevo medicamento a usted o a un ser querido y sus sueños se han vuelto particularmente recargados y desagradables, coménteselo para que le recete otro.

Presión arterial alta

Estrategias elusivas

El mundo moderno tiene un paso muy acelerado y a veces parece que *todo* nos presiona de una forma u otra. Quizás sea esto lo que esté mandando por las nubes a otro tipo de presión, la presión arterial. Resulta que sólo la mitad de la población radicada en los Estados Unidos presenta lo que los doctores llaman una presión arterial óptima, es decir, una lectura de no más de 120/80 (la cifra superior corresponde a la presión sistólica, que representa la fuerza con la que el corazón debe bombear para hacer circular la sangre, y la inferior corresponde a la presión diastólica, que representa la presión que existe entre cada latido del corazón). Más o menos uno de cada cuatro adultos presenta una lectura de 140/90 o mayor, lo que se considera como hipertensión o presión arterial alta.

Alrededor de un cuarto de la población se encuentra en el rango medio, lo cual significa que probablemente corran peligro de desarrollarla. A medida que las personas envejecen, la situación empeora. Casi la mitad de todos los estadounidenses de edad avanzada tienen hipertensión.

Estos porcentajes no indican nada bueno. La presión arterial alta nos hace cinco veces más propensos a sufrir un derrame cerebral e incrementa en tres veces nuestra probabilidad de tener un ataque al corazón, así como en dos a tres veces la de que experimentemos insuficiencia cardíaca.

Una tercera parte de las personas con hipertensión no saben que la tienen, porque la presión arterial alta no provoca ningún dolor directo. No obstante, con el tiempo la fuerza de dicha presión lastima la superficie interna de los vasos sanguíneos, como si se tratara de las paredes de un túnel que se fueran dañando y quedaran llenas de cicatrices debido al roce constante de pequeños proyectiles. Las partículas grasientas se adhieren con facilidad a estas paredes rugosas, los vasos se estrechan y pueden formarse coágulos. Cuando los coágulos se desprenden, es posible que provoquen un ataque al corazón o un derrame cerebral. Aunque esto no suceda, la presión acumulada hace que el corazón tenga que trabajar más duro y esforzarse más.

Sin embargo, la presión arterial alta no es inevitable, afirman los expertos. "Un menor consumo de sal, la adopción de un patrón dietético deseable, la pérdida de peso, el ejercicio y la moderación en el consumo de alcohol son formas de ayudar a prevenir la presión arterial alta", indica el Dr. Lawrence J. Appel, profesor adjunto de Medicina, Epidemiología y Salud Internacional de los Institutos Médicos de la Universidad Johns Hopkins en Baltimore, Maryland. A continuación veremos, uno por uno, los factores preventivos mencionados por el Dr. Appel y unos cuantos más.

La pérdida de peso es un punto de partida excelente cuando se trata de prevenir la hipertensión. "El sobrepeso está ligado a un mayor riesgo de desarrollar presión arterial alta, y al perder peso este riesgo disminuye", explica James Hagberg, Ph.D., profesor de Cinesiología de la Universidad de Maryland en College Park. En un estudio, 15 personas con sobrepeso y presión arterial normal que perdieron un promedio de 13 libras (6 kg) a lo largo de un período de tres meses presentaron una caída de 12 puntos en su presión sistólica y una reducción de 8 puntos en su presión diastólica. Pero también hay otras medidas que pueden tomarse para que la presión no sea tanta.

Hay que controlar el consumo de sal

La sal es cloruro de sodio. Cuando alguien es sensible al sodio, su presión arterial aumenta en reacción a un mayor consumo de sal. "Todas las personas son sensibles al sodio en mayor o menor grado —señala el Dr. Norman Kaplan, profesor de Medicina Interna de la Universidad del Suroeste de Texas en Dallas—. Esto varía muchísimo de una persona a otra. Algunas personas son extremadamente sensibles. Si tocan la sal, su presión arterial sale disparada. Por otra parte, también hay unas cuantas personas en quienes casi no importa la cantidad de sal que consuman". No obstante, a todas las personas, incluso las que no tienen hipertensión, les convendría moderar su consumo de sal como medida de prevención, aconseja el experto.

No es nada fácil cumplir con una sugerencia así, ya que vivimos en un mundo atestado de sodio. El estadounidense común consume entre 3,000 y 6,000 miligramos de sodio al día, afirma el Dr. Kaplan. Esta cantidad dista bastante de los 2,400 miligramos recomendados por la Academia Nacional de Ciencias como consumo máximo para casi todas las personas. Una cucharadita rasa de sal contiene alrededor de 2,400 miligramos de sodio. Por lo tanto, si diariamente se consumen 3,500 miligramos o menos, es posible alcanzar el rango adecuado eliminando alrededor de media cucharadita de sal al día. A continuación brindaremos un plan que permitirá lograrlo.

Hay que salir del salero. "La sal que le agregamos a la comida es la cosa que las personas controlan de manera más inmediata", opina el Dr. Kaplan. Si se tiene la costumbre de echarles sal a todos los platillos, hay que tratar de deshacerse del hábito. Tal vez al principio se eche de menos el sabor a sal, pero si se usan otras especias o simplemente se paladean un poco más los sabores ocultos en las comidas, es fácil acostumbrarse a comer con menos sodio.

Conviene sacar la sal de la cocina. "Uno puede comenzar por eliminar un poco de sal al cocinar —sugiere el Dr. Harvey B. Simon, profesor de Cardiología Preventiva de la Facultad de Medicina de Harvard—. Se debe considerar como una excelente oportunidad para experimentar con nuevos sabores y condimentos".

A clausurar las minas de sal. También se puede empezar a restringir el consumo de los alimentos que el Dr. Kaplan denomina "minas de sal", como las papitas fritas, los pepinillos, el salami y muchos alimentos procesados.

Las botanas saladas como las papitas fritas son buenísimas si se trata de consumir una sobredosis de sodio. "Una persona tendría que comer 10 papas enteras para consumir la cantidad de sodio contenida en tan sólo 10 papitas fritas", advierte el Dr. Simon.

No obstante, también existen otros alimentos con un alto contenido de sodio, como los enlatados, algunos congelados, los productos horneados y mucho de lo que se vende en los restaurantes de comida rápida. Al ir de compras hay que leer las etiquetas de los productos para esquivar las minas de sal escondidas en el supermercado.

Los nutrientes convenientes para la presión

No sólo lo que se elimina de la alimentación puede ayudar a prevenir la hipertensión, sino también lo que se incluya en la misma. Uno de los factores alimenticios más importantes es el potasio. Nutrientes como el calcio, el magnesio y el folato también brindan protección. A continuación señalaremos qué se puede hacer para incluir una mayor cantidad de estos nutrientes en la alimentación.

El potasio y la presión. "El potasio puede considerarse como lo contrario del sodio", afirma el Dr. Simon. Cuando el consumo de potasio es bajo la presión arterial puede subir, pero esto no significa que sea necesario consumir cantidades gigantescas de este nutriente.

La Cantidad Diaria Recomendada de potasio es 3,500 miligramos, "pero se puede consumir en cantidades mayores sin problema alguno, a menos que se tenga alguna enfermedad de los riñones o que se esté tomando espironolactona (*Aldactone*) u otros medicamentos que hagan al cuerpo retener el potasio", dice el Dr. Simon. Los plátanos amarillos (guineos, bananas) son una buena fuente de potasio, por lo que es una buena idea agregarlos al cereal del desayuno. Otras frutas y verduras también son ricas en potasio, como el albaricoque (chabacano, damasco) seco, la ciruela seca, las espinacas, las papas hervidas con cáscara, las habas blancas hervidas, las batatas dulces (camotes, *sweet potatoes*) horneadas con cáscara, el cantaloup (melón chino) y el cidrayote (*winter squash*).

Otros "-ios" que conviene aprovechar. Además del potasio, el calcio y el magnesio también pueden ayudar a prevenir la hipertensión, señala el Dr. Simon. Si bien los científicos no saben por qué, las personas con presión arterial alta tienden a tener un menor nivel de estos minerales en su cuerpo que las personas con presión arterial normal o baja.

Para consumir una cantidad suficiente de calcio, los médicos recomiendan incluir leche descremada, yogur sin grasa, queso sin grasa y brócoli en la alimentación. Otras fuentes de calcio son el salmón enlatado con espinas, las sardinas con espinas, las tortillas de maíz (choclo) procesadas con cal y el jugo de naranja (china) enriquecido con calcio. En cuanto al magnesio, algunas buenas fuentes son el arroz integral, el aguacate, las espinacas, el anón (abadejo, eglefino), la avena, las papas horneadas, los frijoles (habichuelas) blancos pequeños, las habas blancas, el brócoli, el yogur sin grasa y los plátanos amarillos.

Nota: El término "integral" se refiere a la preparación de cereales (granos) como el arroz, el maíz (elote, choclo), la avena, el pan, etcétera. En su estado natural, los cereales cuentan con una capa exterior muy nutritiva que aporta fibra dietética, carbohidratos complejos, vitaminas del grupo B, vitamina E, hierro, cinc y otros minerales. No obstante, para que tengan una presentación más atractiva, muchos fabricantes les quitan esta capa exterior. La mayoría de los nutriólogos y médicos recomiendan que comamos productos integrales para aprovechar los nutrientes que brindan. Se consiguen en algunos supermercados y en las tiendas de productos naturales. Entre los más comunes están el arroz integral (*brown rice*), el pan integral (*whole wheat bread* o *whole grain bread*), la cebada integral (*whole grain barley*) y la avena integral (*whole oats*).

El folato también puede proteger la presión. El folato de las vitaminas B puede ayudar a prevenir la hipertensión. Es fácil incluir una mayor cantidad de folato en la alimentación si se leen las etiquetas de los panes y cereales para buscar las marcas enriquecidas con este nutriente.

Se piensa que el folato disminuye el nivel de un factor sanguíneo llamado homocisteína. Los investigadores tienen la teoría de que un alto nivel de homocisteína puede llegar a disminuir la capacidad de las arterias para estirarse. Cuando las arterias están demasiado rígidas como para ayudar a desplazar la sangre con eficacia, el corazón tiene que trabajar más. Por lo tanto, la presión se eleva, explica Kim Sutton-Tyrrell, Dr.P.H., una epidemióloga de la Universidad de Pittsburgh, Pensilvania.

Los investigadores creen que cantidades abundantes de vitaminas del grupo B tal vez ayuden a las arterias a permanecer más elásticas o al menos con la elasticidad suficiente como para prevenir la presión arterial alta. Por lo tanto, hasta que esto se compruebe definitivamente "las personas deben prestar mucha atención a lo que comen y asegurarse de consumir suficientes alimentos que contengan vitaminas de este tipo", dice la Dra. Sutton-Tyrrell.

En un estudio encabezado por la Dra. Sutton-Tyrrell, los investigadores encontraron que las personas con cierto tipo de problema de hipertensión tenían mayores niveles de homocisteína que aquellas con presión arterial normal. Sin embargo, el estudio no indicó cuánto folato hace falta para bajar los niveles de homocisteína.

Para asegurar un estado de buena salud en general, los Centros para el Control y la Prevención de Enfermedades recomiendan un consumo diario de 400 microgramos de folato. Por lo tanto sería buena idea empezar a comer alimentos rebosantes en folato. Además de los panes y cereales enriquecidos se pueden comer espárragos (250 microgramos por taza), repollitos o coles de bruselas (125 microgramos por taza), así como cualquier variedad de frijol (de 100 a 300 microgramos por taza).

Directrices "desestresantes"

Sí, en efecto estrés significa "presión". Cuando uno está estresado, el cuerpo libera hormonas que hacen que los vasos sanguíneos se contraigan y que el corazón lata más rápido. Esta combinación de reacciones puede hacer que la presión arterial suba hasta las zonas de alto riesgo. Por eso es posible ayudar a prevenir la presión arterial alta si se aprende a reconocer el estrés y se hace algo al respecto, según indica Patricia Liehr, R.N., Ph.D., profesora adjunta de Enfermería de la Universidad de Texas. Para sentirse menos estresado, los médicos recomiendan seguir los siguientes consejos "calmantes".

Bajar el volumen ayuda a bajar la presión. La presión arterial se eleva cuando una persona habla muy rápido y a un volumen muy alto, señala la Dra. Liehr. "Las personas que tienen el hábito de hablar así pueden aprovecharlo como una advertencia para detenerse y pensar en su nivel de estrés. A menudo están tratando de demostrar que tienen razón y de asegurarse de que los demás entiendan lo que tratan de decir". Si usted o un familiar se encuentra hablando así, deben detenerse un momento y respirar profundamente. Luego vuelvan a respirar una o dos veces mas, concentrándose en su respiración.

Además, los médicos recomiendan que la próxima vez que se hable se trate de hacerlo en voz más baja y más despacio, agregando un momento de silencio después de cada oración. Aún así es posible expresar lo que se quiera decir, afirma la Dra. Liehr. De hecho, un modo de hablar más suave a menudo es más enfático, y al mismo tiempo es menos probable que eleve la presión arterial a niveles de alto riesgo.

Se puede protagonizar una "película" sobre su propia vida. "Muchas personas se juzgan a sí mismas con demasiada dureza —opina la Dra. Liehr—. Nunca están satisfechas con quienes son ni con lo que hacen y se critican constantemente. Todo esto es muy estresante". Uno puede aprender a aceptarse a sí mismo al mirar toda su vida como si fuera un cuento, dice. "Hay que pensar en la historia de la vida de uno tal como pensaría en una novela o película y aceptarla. . . tal y como es".

Acudir al aire ayuda. Una de las mejores maneras de ponerle un alto al estrés es dedicar un rato a concentrarse en la respiración todos los días, sugiere la Dra. Liehr. "Cuando uno está estresado, la respiración se vuelve superficial y esto se convierte en un patrón". Por el contrario, al respirar profundamente es posible volver el sistema nervioso a un estado de mayor calma. La Dra. Liehr aconseja dedicarse a respirar lenta y profundamente durante cinco minutos todos los días por la mañana y por la noche. "Sólo hay que prestar atención a la respiración mientras se inhala y se exhala. Si otros pensamientos vienen a la mente, simplemente se debe regresar la atención a la respiración".

Costumbres nuevas para controlarla

Por muy pocos conocimientos que tengamos de cuestiones de salud, todos estamos enterados de algunos hechos fundamentales, como el de que beber y fumar en exceso son malos para la salud mientras que es bueno hacer ejercicio. Estos datos fundamentales también se aplican a la presión arterial. A continuación le diremos lo que los expertos aconsejan al respecto.

Abajo el alcohol, abajo la presión arterial. Si bien el alcohol puede producir una sensación de relajamiento, también eleva la presión arterial. No se sabe exactamente cómo ocurre esto, pero es posible que la ingestión de alcohol estimule los riñones para retener más sal y agua en la sangre, o bien que constriña los vasos sanguíneos. "Si se toman más de dos tragos al día, la presión arterial se eleva —indica el Dr. Kaplan—. Entre más se tome, peor". Hay que tener presente que 1½ onzas (45 ml) de alguna bebida fuerte, 5 onzas (150 ml) de vino o 12 onzas (360 ml) de cerveza equivalen a un trago.

Hay que apagar los cigarrillos de una vez. "Si se fuma hay que dejar de hacerlo —advierte el Dr. Kaplan—. Cada vez que se prenda un cigarrillo, la presión arterial se eleva en 10, 15 ó 20 puntos, efecto que dura 15, 20 ó 30 minutos. Si se prenden 30 cigarrillos al día, la presión arterial puede mantenerse elevada durante bastante tiempo".

Al agarrar condición se baja la presión. La investigación científica ha demostrado que el ejercicio hecho con regularidad sigue siendo una de las mejores formas de ayudar a prevenir la hipertensión, señala el Dr. Hagberg. Un estudio a largo plazo de exestudiantes de la Universidad de Pensilvania encontró que aquellos que seguían realizando actividades físicas vigorosas después de haber salido de la universidad tenían entre un 20 y un 30 por ciento menos riesgo de desarrollar hipertensión. En otro estudio se formaron dos grupos de personas con antecedentes familiares de presión arterial alta: un grupo hizo ejercicios y el otro no. Después de cinco años, el 19 por ciento de las personas que no habían hecho ejercicio tenían hipertensión, al contrario de sólo el 9 por ciento de las personas que sí lo habían hecho.

Se ha demostrado que el ejercicio aeróbico reduce la presión arterial de las personas que lo hacen durante 40 minutos tres o más veces a la semana. Según el Dr. Hagberg, es probable que el mismo tipo de ejercicio pueda prevenir la hipertensión. Por lo tanto conviene hacer algún tipo de actividad aeróbica como caminar, andar en bicicleta o nadar si se quiere prevenir la presión arterial alta.

Resfriados (Catarros)

Cómo impedir la invasión

La nariz no se diseñó para impedirle el paso al virus del resfriado. A esta conclusión llegó el Dr. Jack Gwaltney, profesor de Medicina de la Universidad de Virginia en Charlottesville y uno de los principales expertos en resfriados a nivel mundial. Este hombre ha dedicado los últimos 20 años de su vida a introducir diferentes virus del resfriado a miles de narices para tratar de averiguar exactamente cómo funciona un virus del resfriado y qué se puede hacer para detenerlo.

Para la ciencia, la buena noticia es que el Dr. Gwaltney y sus colegas han descubierto cómo los virus del resfriado llevan a cabo su invasión.

Para las personas que sufren de resfriados —o sea, todo el mundo—, la mala noticia es que el virus del resfriado es prácticamente imposible de detener.

"Si un virus del resfriado se introduce a la nariz de uno, ya sea directamente o a través de los conductos lagrimales que conducen a la misma, le va a dar un resfriado —afirma el Dr. Gwaltney—. La nariz fue diseñada para impedirles el paso a las bacterias, el polvo y otros intrusos, a los que captura en las membranas mucosas y barre a la parte trasera de la garganta para su desecho". No obstante, la misma parte de la garganta que les obstruye el paso a las partículas más grandes les da una calurosa bienvenida a los virus del resfriado. El virus se adhiere a los receptores que se encuentran en la parte trasera de la garganta e infecta las células, las cuales entonces producen una gran cantidad de virus nuevos. Para combatirlos, el cuerpo empieza a generar muchas sustancias químicas capaces de matarlos, y dichas sustancias fuertes generan los desagradables síntomas que llamamos un resfriado.

Entonces, ¿cuál es la *mejor* manera de prevenir un resfriado? "Convertirse en ermitaño —bromea el Dr. Gwaltney—. La única manera en que los virus del resfriado se trasmiten es de un ser humano a otro". Sin embargo, para aquellos a quienes la soledad absoluta en realidad no resulta atractiva hemos reunido las siguientes formas más prácticas de prevenir un resfriado.

Hay que alejarse de los recién infectados. La infección es más contagiosa durante los primeros tres días del resfriado. Por lo tanto, durante este período se debe evitar entrar en contacto con las personas infectadas, dice el Dr. Gwaltney.

Cuidado con los niños. Los niños son las principales víctimas de los virus del resfriado, porque sus sistemas inmunológicos inmaduros no les permiten repelerlos con facilidad. Los abuelos que tengan enfermedades crónicas deben ejercer especial precaución con sus nietos, advierte el Dr. Gwaltney, porque el virus del resfriado puede producir complicaciones en problemas como las enfermedades crónicas obstructivas del pulmón o las enfermedades cardíacas. Los abuelos deben evitar a sus nietos cuando a estos les acaba de dar un resfriado, sugiere el médico.

A lavarse todo el mundo. La mayoría de los virus del resfriado pasan "de mano en mano". Cuando alguien tiene un resfriado y se lleva las manos a la nariz o los ojos, el virus aprovecha el viaje. Después de eso, el virus puede pegarse a todo lo que esta persona toque, como la perilla (pomo) de una puerta, una toalla, un lápiz o la llave (grifo, canilla, pila) del agua. Si uno llega a tocar dicho objeto y luego se lleva la mano a la nariz o los ojos, corre el riesgo de "inocularse" el virus. Por eso el Dr. Gwaltney recomienda lavarse las manos después de cualquier tipo de contacto con una persona resfriada o con un objeto que esta persona haya tocado. Tanto antes como después de lavarse se debe tratar de no tocarse los ojos ni la nariz con las manos, indica el experto.

MEDIDAS PREVENTIVAS QUE EN REALIDAD NO FUNCIONAN

Muchas de las sugerencias comunes que nos dan para prevenir un resfriado (catarro) sencillamente no funcionan, afirma el Dr. Jack Gwaltney, profesor de Medicina de la Universidad de Virginia en Charlottesville y uno de los principales expertos en resfriados a nivel mundial. Esta es la lista de las recomendaciones que, en su opinión, sólo nos hacen perder tiempo y dinero.

Usar desinfectantes para limpiar la casa. La probabilidad de poder eliminar los virus del resfriado de todas las áreas contaminadas es muy remota, señala el Dr. Gwaltney. "Creo que esta medida no tiene mucho valor práctico".

Encender el humidificador. Las investigaciones científicas han demostrado que la nariz funciona perfectamente aunque haya poca humedad, dice el Dr. Gwaltney. Y aunque la humedad realmente le sirviera a la membrana mucosa de la nariz, esta membrana no nos protege contra los virus del resfriado. "La verdad es que la idea de que un nivel bajo de humedad pueda causar resfriados no tiene fundamento alguno", explica el médico.

Tomar cantidades adicionales de vitamina C. La vitamina C no puede prevenir un resfriado. Lo que sí puede hacer es acortar la duración del mismo y disminuir la severidad de los síntomas, indica el Dr. Gwaltney. No obstante, según este experto en realidad tales efectos son bastante triviales.

No se debe permitir que la tos lo trasmita. Si bien la mayoría de los virus del resfriado se trasmiten mediante el contacto, algunos se comunican a través del aire, cuando la persona resfriada estornuda o tose. Para evitar contagiarles un resfriado a los familiares, amigos y compañeros de trabajo, hay que alejarse o voltear la cabeza antes de toser, estornudar o sonarse la nariz. Y después ir a lavarse las manos.

En el verano, el cloro cuida. La mayoría de los resfriados que se dan durante el verano provienen de piscinas (albercas) caseras que no tienen suficiente cloro, señala el Dr. Gwaltney. "Durante el verano, las personas se infectan con el adenovirus, el cual provoca un resfriado más severo que el rinovirus, o sea, el virus que provoca la mayoría de los resfriados durante el invierno. Y las personas suelen pescar el adenovirus por nadar en una piscina que no contiene suficiente cloro".

Para prevenir el problema en la propia piscina hay que asegurarse de que esté suficientemente clorada antes de meterse al agua. Y si se va a nadar en la piscina de un vecino, una piscina comunitaria o la de un club, hay que preguntar cuándo el agua se analizó por última vez, *antes* de echarse un clavado.

SIDA

Las pruebas y la protección son primordiales

Es cierto que los Centros para el Control y la Prevención de Enfermedades (o *CDC* por sus siglas en inglés) del gobierno de los Estados Unidos, con sede en Atlanta, han anunciado una baja en el número de muertes causadas por el SIDA, la enfermedad mortal provocada por la infección del virus conocido como VIH. No obstante, la verdad es que el SIDA sigue siendo un enorme problema de salud pública. Según datos preliminares proporcionados por los CDC, el SIDA actualmente es la segunda causa de muerte entre la población estadounidense de 25 a 44 años de edad, y afecta a todos los grupos demográficos por igual: homosexuales, heterosexuales, hombres, mujeres, jóvenes y viejos. En total hay entre 650,000 y 900,000 personas seropositivas en los Estados Unidos. Sin embargo, lo más importante es que el SIDA es una enfermedad trasmisible. Todas las personas con SIDA pueden contagiar a otros.

La infección con el VIH se produce mediante el contacto íntimo con los líquidos corporales de una persona portadora del virus. Las dos formas más comunes de trasmisión son compartir jeringas o bien contacto sexual y exposición a los líquidos que transportan el virus. La solución del primer problema es fácil: no compartir jeringas. No obstante, es más complejo el método sexual de trasmisión, al que según la Asociación Médica de los Estados Unidos corresponde el 65 por ciento de todos los casos de SIDA en los Estados Unidos. El VIH se puede trasmitir a través del contacto de una persona no infectada con el semen, las secreciones vaginales o la sangre de una persona infectada. Si bien ha llegado a trasmitirse por contacto de la boca con el semen, esta tasa es muy baja en comparación con la de otros actos sexuales de penetración.

Alta fidelidad

Sin duda alguna, la mejor manera de prevenir la infección VIH es no tener relaciones sexuales con un portador de la enfermedad, según lo comunica un informe sobre la prevención VIH/SIDA emitido por los Centros para el Control y la Prevención de Enfermedades.

Sin embargo, no hay que perder de vista que vivimos en un mundo real con todo y seres humanos. Las personas llegan a desviarse del camino de la monogamia. Es más, lo hacen con bastante frecuencia, de acuerdo con la Encuesta Social General realizada por el Centro Nacional de Investigación de la Opinión Publica de la Universidad de Chicago. El 22 por ciento de los hombres casados y el 14 por ciento de las mujeres casadas abarcados por esta encuesta reportaron que les habían sido infieles a la persona por quien prometieron renunciar a todas las demás.

Uno debe hacerse la prueba. "Si ha habido infidelidad en un matrimonio o una relación con cierto compromiso, algo que ambos necesitan hacer es hablar de someterse a la prueba del VIH", dice Gary Harper, Ph.D., profesor adjunto de Psicología de la Universidad DePaul en Chicago, Illinois, y experto en la prevención del SIDA.

Sin embargo, probablemente no sea suficiente hacerse la prueba del virus VIH una sola vez. Según el Dr. Harper, esto se debe a que la prueba estándar a veces no detecta la presencia del virus hasta seis meses después de que ocurrió la infección. "Yo siempre aliento a las personas a hacerse la prueba varias veces. Primero, una persona debe hacerse la prueba de tres a cuatro semanas después del incidente, y luego debe hacerse una

PROTECCIÓN PARA LOS QUE AÚN NO NACEN

Los Centros para el Control y la Prevención de Enfermedades (o *CDC* por sus siglas en inglés) del gobierno de los Estados Unidos, con sede en Atlanta, Georgia, recomiendan que todas las mujeres embarazadas se hagan la prueba del virus VIH en cuanto sepan que están esperando un bebé. ¿Por qué? Un informe sobre el virus VIH y el embarazo ha señalado que las mujeres embarazadas infectadas del virus pueden reducir el riesgo de trasmitírselo a su bebé de un 25 por ciento a un 8 por ciento si toman el fármaco antiviral azidotimidina (o *AZT* por sus siglas en inglés) durante el embarazo y el parto y si se le administra AZT al recién nacido.

"Este es uno de los avances médicos más importantes que se han logrado en lo que se refiere a la prevención de la infección con el VIH —explica el Dr. R. J. Simonds, un epidemiólogo médico de la división de prevención de la infección VIH/SIDA de los CDC—. Antes de 1994, 7,000 mujeres embarazadas infectadas del virus tenían bebés cada año y 2,800 de estos recién nacidos se infectaban del virus. Ahora esta cifra ha disminuido muchísimo. Actualmente podemos prevenir que les dé SIDA a 2,000 bebés al año".

prueba de seguimiento después de transcurridos seis meses para asegurarse de que no tenga el VIH", explica el experto.

El sexo y las solteras (o solteros)

Por supuesto no todas las personas tienen una relación estable. ¿Qué hay que hacer si aún se está saliendo con varias personas en el esfuerzo por encontrar al amor de su vida? ¿O si se quiere aconsejar a unos hijos adolescentes sobre el SIDA? ¿Qué formas de protección existen para no infectarse con el VIH? Vale la pena tomar en cuenta las siguientes estrategias.

Antes de tener relaciones sexuales, se debe *hablar* sobre el
SIDA. Claro, a nadie le gusta este tema de conversación. Una enfermedad mortal no es precisamente lo mejor para el cortejo y el romance.
"Las personas hacen muchas suposiciones peligrosas —comenta Ariane
van der Straten, Ph.D., una científica investigadora del Centro de Estudios para la Prevención del SIDA de la Universidad de California en San
Francisco—. Yo he escuchado a mujeres decir: 'Mi compañero no usó un
condón, así que de seguro sabe que no tiene SIDA'. No haga suposiciones
como estas".

Las parejas deben asegurarse de que ninguno sea portador.
Las palabras se las lleva el viento. Aunque tanto usted como su nuevo
compañero *digan* que no están infectados del virus, en realidad sólo
hay una manera de asegurarse: haciéndose la prueba del VIH. Según la
Asociación Médica de los Estados Unidos, "dos individuos que obtienen
resultados negativos en la prueba del VIH y que no han estado expuestos
a situaciones de riesgo durante los seis meses anteriores a la prueba
pueden estar razonablemente seguros de que ninguno de ambos es portador del VIH".

Conviene mucho cuidarse con condones. Aunque el método
más seguro sea esperar seis meses antes de comenzar a tener relaciones
sexuales, es posible que resulte un tanto utópico. Las otras alternativas
incluyen el uso correcto y consistente de condones de látex, no de piel de
borrego, a la hora de tener relaciones sexuales, o sólo realizar actos sexuales que no incluyan la penetración cuando no se vayan a usar condones,
señala la Dra. van der Straten. "La manera más segura de prevenir la infección con el VIH en una relación nueva —agrega la investigadora— es
decir: 'Vamos a comenzar nuestra vida sexual usando condones todo el
tiempo hasta que dentro de seis meses obtengamos los resultados de nuestras pruebas'". La decisión de dejar de usar condones, señala la científica,
sólo es una alternativa segura si ambos hacen y mantienen el compromiso
de ser monógamos.

Los condones: algunos secretos para usarlos correctamente

Aunque parezcan bastante sencillos, los condones no siempre se usan correctamente. En un "momento de acaloramiento" las personas a veces
cometen errores tontos. Los CDC dan las siguientes indicaciones pro-
filácticas para el uso del condón masculino.

EDUQUE BIEN A SUS HIJOS

Muchos padres de familia piensan que mencionarles el VIH a sus hijos los hará más promiscuos. Sin embargo, al parecer ocurre exactamente lo contrario. Un informe patrocinado por la Campaña Nacional para Prevenir el Embarazo durante la Adolescencia muestra que los programas educativos centrados en la sexualidad no conducen a una mayor actividad sexual. De hecho, algunos programas hicieron que los adolescentes fueran *menos* propensos a tener relaciones sexuales; en aquellos que sí las tuvieron, estos programas condujeron a una disminución en la frecuencia de las mismas, así como a un mayor uso de métodos anticonceptivos.

"Es importante que los padres de familia comiencen a hablar de sexualidad con sus hijos desde pequeños. Si usted espera a que su hijo le haga preguntas sobre la sexualidad, probablemente ha esperado demasiado", opina Douglas Kirby, Ph.D., coautor del informe y científico investigador sénior de ETR Associates, una organización no lucrativa dedicada a la educación sobre temas de salud en Santa Cruz, California. En lugar de sostener una sola conversación extensa con sus hijos, sugiere que los

Colóquelo a tiempo. El semen no es el único líquido que puede contener el VIH. El virus también se encuentra en las secreciones anteriores a la eyaculación así como en las vaginales. Por lo tanto, no se debe esperar hasta llegar al borde del orgasmo para colocarse la protección.

Olvídese del aceite. *No* vaya a usar un lubricante hecho con aceite, como vaselina (*petroleum jelly*), crema limpiadora para el cutis, crema para las manos o aceite para bebés en combinación con condones. Todos estos productos pueden debilitar el látex. En cambio utilice lubricantes hechos con agua, como glicerina o jaleas lubricantes.

Hay que ponérselo bien. La Asociación Médica de los Estados Unidos da las siguientes instrucciones para ponerse bien un condón.

1. El empaque del condón se abre cuidadosamente y se saca el condón.

padres aprovechen diversas oportunidades para hablar sobre la sexualidad, de modo que se convierta en un tema normal de conversación y no en un tabú.

Cuando llegue a hablar con sus hijos, deberá trasmitirles sus conocimientos sobre el VIH junto con sus propios valores y creencias con respecto a la sexualidad, aconseja el Dr. Kirby. Si usted cree que necesita actualizar sus conocimientos sobre el tema, vaya a su biblioteca local o solicite información a su médico familiar o a una clínica de planificación familiar. "Aproveche cualquier oportunidad para iniciar una plática sobre el sexo, como por ejemplo las situaciones que se presenten en la televisión o las clases de educación sexual que impartan en las escuelas", indica el investigador.

Una de las cosas más importantes que los padres pueden hacer para ayudar a sus hijos a no infectarse con el VIH es desarrollar una relación muy unida con ellos, agrega el Dr. Kirby. Los estudios de investigación han demostrado que hay menos probabilidad de que los niños apegados a su familia y escuela se involucren en conductas riesgosas.

2. El condón se coloca sobre el glande del pene erecto, dejando un espacio de más o menos ½ pulgada (1.3 cm) en la punta; el extremo del condón se aprieta suavemente para sacar el aire de la punta.

3. La punta del condón se sostiene mientras el condón se desenrolla hasta la base del pene.

4. Si el pene no está circuncidado, el prepucio se debe retraer antes de desenrollar el condón.

5. El condón debe revisarse frecuentemente durante el acto sexual para asegurarse de que no se haya deslizado o roto.

6. Después de la eyaculación se debe sostener la base del condón para evitar que se salga mientras el pene se retira de la vagina, boca o ano de la pareja.

7. El condón debe desecharse. Un condón nunca debe usarse más de una vez.

Si por alguna razón no es posible usar un condón masculino, en último caso se puede usar un condón femenino. Si bien el condón femenino sirve de barrera contra la mayoría de los virus, los CDC han dicho que se necesitan hacer más estudios de investigación para determinar su eficacia en prevenir la trasmisión del VIH.

SOBREPESO

No hay por qué pasarse

El 35 por ciento de las personas radicadas en los Estados Unidos no son capaces de prevenir el sobrepeso. Sin embargo, por difícil que esta tarea parezca a veces, definitivamente no es imposible. Sólo se trata de tomar las decisiones correctas en el momento indicado. A continuación expondremos las sugerencias de un grupo de expertos, las cuales permiten prevenir el sobrepeso en todos los momentos clave en los que se enfrenta una decisión que pudiera reflejarse en un aumento de peso.

Empecemos por los alimentos. Un viejo refrán dice: "Por la boca muere el pez". Y por la boca es también por donde se engorda. Sin embargo, no es necesario seguir una dieta estricta para mantener a raya el sobrepeso. Sólo hay que evitar los alimentos altos en grasa y calorías. En realidad es obvio, porque la grasa que consumimos a través de los alimentos termina depositada en nuestras barrigas, asentaderas, muslos y caderas. Esto sucede así porque la evolución humana ha programado nuestros cuerpos para almacenar la grasa. Nuestros antepasados no se sentaban a comer tres veces al día. Comían cuando fuera posible. El cuerpo tuvo que adaptarse a estas circunstancias y aprendió a almacenar la grasa como un combustible que pudiera usar para mantenerse vivo durante las vacas flacas. Hoy en día, a pesar de los supermercados y los *McDonald's*, el cuerpo sigue haciendo lo mismo. A estas alturas ya no es posible cambiar su instinto natural. Por lo tanto tenemos que aprender a manejarlo mejor.

La energía que sacamos de los alimentos fundamentalmente se mide por calorías. Cada día quemamos cierto número de calorías a través de nuestras actividades. Si a través de los alimentos consumimos más calorías de las que quemamos, estas se almacenan para después. De nuevo se trata de un instinto natural del cuerpo: guardar por si llegan las vacas flacas. A muchas personas les pasa así: comen un número exagerado de calorías en relación con su nivel de actividad; por lo tanto no las queman, las calorías se guardan y terminan con sobrepeso. Por este motivo, lo primero que explicarán nuestros expertos es cómo controlar las calorías.

Hay que estar consciente de las calorías. "Es importante informarse con respecto a los alimentos que probablemente se vayan a comer", señala Patrick M. O'Neil, Ph.D., un psicólogo clínico y director del Centro para el Control del Peso de la Universidad Médica de Carolina del Sur en Charleston. Hay que dedicar "un poco de tiempo a aprender acerca de su contenido calórico relativo". Esto ayudará "a seleccionar mejor los alimentos".

Para darse una mejor idea y estar más consciente de cuáles alimentos contienen muchas calorías, el Dr. O'Neil sugiere leer las etiquetas de los alimentos empacados. Si se desea más información se pueden comprar libros de bolsillo con listas de miles de alimentos diferentes y el número de calorías que contienen.

Piense en términos de densidad. "Hay que optar por alimentos que tengan una menor densidad calórica —indica el Dr. O'Neil—. Por ejemplo, en lugar de tomar una taza de jugo de uva se pueden comer hasta dos tazas de uvas frescas. Así se obtendrá un mayor volumen por el mismo número de calorías".

La mayoría de los quesos, por ejemplo, son altos en calorías. Incluso una rebanada delgadísima de queso tiene más calorías que un plato lleno de ensalada.

"Se puede comer mucho más si la comida tiene una menor densidad calórica —afirma G. Kenneth Goodrick, Ph.D., un psicólogo y profesor adjunto de Medicina de la Universidad Baylor de Medicina en Houston, Texas—. De esta forma, el cuerpo de uno no se sentirá privado aunque se esté comiendo menos calorías".

Hay que evitar la trampa de los alimentos sin grasa. Nuestra sociedad ha creado una gran paradoja con respecto al sobrepeso. Los fabricantes nos presentan versiones bajas en grasa o sin grasa de un número cada vez mayor de productos alimenticios, pero seguimos engordando. ¿A qué se debe? "Una de las grandes equivocaciones de los tiempos modernos es creer que 'sin grasa' significa 'no engorda'", dice Stephen Gullo, Ph.D., presidente del Instituto de Ciencias de la Salud y el Peso en la ciudad de Nueva York. La verdad es que a menudo se consume la misma cantidad de calorías al comer la versión sin grasa, aunque dichas calorías no provengan de esta. El término "sin grasa" (*nonfat*) puede convertirse en

LA CONTROVERSIA DE LAS DIETAS

Parece que cada cinco minutos surge una nueva dieta —ya sea en un libro, una revista o la tele— que promete ser la mejor, la más fácil de seguir y la única capaz de resolver todos los problemas de sobrepeso de la sociedad para siempre. No importa que se basen en líquidos, toronjas (pomelos) o puras proteínas, todas tienen algo en común: no funcionan a largo plazo. Claro, ayudan a bajar de peso por un tiempo, pero a fin de cuentas uno se cansa y sube de peso otra vez. A continuación los expertos explicarán por qué las dietas no convienen.

A menudo no son saludables. Sobre todo las dietas drásticas en muchos casos se olvidan de los dictados de la buena nutrición. "Hay que preguntarse si la dieta sería saludable si la siguiera durante mucho tiempo", recomienda Patrick M. O'Neil, Ph.D., un psicólogo clínico y director del Centro para el Control del Peso de la Universidad Médica de Carolina del Sur en Charleston.

Agotan en lugar de aumentar la energía. "Las personas que siguen las dietas restrictivas tradicionales por lo general beben mucho café y refrescos con cafeína y sin azúcar todo el día", indica G. Kenneth Goodrick, Ph.D., un psicólogo y profesor adjunto de Medicina de la Universidad

---

una trampa si se empieza a creer que es posible comer cualquier cantidad de los alimentos anunciados con esta etiqueta. "Hay que estar consciente de que el exceso de alimentos sin grasa puede sabotear un plan para mantener el peso", advierte el Dr. Gullo.

Hay que merendar mucho. El Dr. Gullo recomienda tratar de comer cada tres o cuatro horas, lo cual puede incluir una merienda (botana, refrigerio, tentempié) nutritiva y baja en grasa entre el almuerzo y la cena. En cuanto se empiece a sentir hambre, el experto sugiere comer una meriendita saludable, como un *waffle* sin grasa con jalea o una rebanada de pan integral tostado con un pedazo de queso sin grasa derretido. Sólo hay que asegurarse de no exagerar. Lo que nunca se debe hacer es saltarse una comida y sustituirla por refrigerios. Según el Dr. Gullo, es

Baylor de Medicina en Houston, Texas. La cafeína y las bebidas dulces hacen que la energía aumente momentáneamente, pero no compensan la falta de alimentos nutritivos. Según el Dr. Goodrick, estas personas no obtienen suficiente energía.

Conducen a la obsesión. "Cuando una persona come menos de lo que debería se obsesiona con la comida, lo cual es exactamente lo opuesto de lo que se quiere lograr para controlar el peso", afirma el Dr. Goodrick.

Requieren fuerza de voluntad. "Comer bien es placentero y no requiere mucha fuerza de voluntad cuando se hace de la forma correcta —explica el Dr. Goodrick—. Pero seguir una dieta restrictiva sí requiere mucha fuerza de voluntad".

Hacen que aumente la grasa. "Cuando una persona pierde peso al estar a dieta, pierde grasa y músculos", dice el Dr. Goodrick. No obstante, cuando vuelve a recuperar el peso, lo cual generalmente sucede cuando se deja la dieta, lo primero que regresa es la grasa, señala el experto. "Así termina con más grasa de la que tenía antes de haber empezado la dieta".

lo peor que se puede hacer cuando se está tratando de controlar los hábitos alimenticios y el peso.

El tiempo lo dirá. Cambiar los hábitos alimenticios a veces se parece a ir la ópera o a ver un partido de golf por televisión: muchas personas suponen de antemano que lo odiarán antes de haberlo intentado siquiera. Sin embargo, las personas que en lugar de someterse a un régimen drástico para bajar de peso se apegan a una alimentación más baja en grasas y rica en nutrientes casi siempre prefieren esta alternativa, señala el Dr. Goodrick. "Poco a poco uno se adapta a los alimentos nuevos y a las nuevas técnicas culinarias que ayudan a comer comidas saludables".

Cuidado con las comidas que crean compulsiones. "Ciertos alimentos generan la compulsión de seguir comiendo más y más —explica el Dr. Gullo—. No funciona eso de tratar de comer sólo un poquito. Nunca he conocido a una persona capaz de comerse un cacahuate (maní) y pararle ahí".

Un dato interesante es que la intensidad de la compulsión varía según el sexo. "Las mujeres al parecer tienen mayores dificultades con las galletitas, los chocolates y alimentos similares —comenta el Dr. Gullo—. Por su parte, los hombres tienen más problemas con las frituras (*chips*), los cacahuates y el pan. Si se empieza a negociar con estos alimentos, la negociaciones llegan a durar toda la vida. Cada quien sabe cuáles son los alimentos que le causan compulsión y lo mejor es evitarlos por completo".

Se debe merendar correctamente. A muchas mujeres se les antojan los dulces o simplemente les da más hambre justo antes de su período. Para superar estas épocas difíciles, el Dr. Gullo recomienda meriendas saludables, que deben comerse cuando se tenga hambre, a la hora que sea. "Hay que asegurarse de que sea algo con mucha fibra, como una ensalada de frijoles (habichuelas). O se pueden comer verduras frescas con un poco de proteínas en forma de un *omelette* de claras de huevo, una lata de atún o 2 onzas (56 g) de pavo".

Es mejor comer antes de salir a comer. "Nunca vaya a un restaurante con hambre", aconseja el Dr. Gullo. Los estudios de investigación han demostrado que las personas comen más cuando se encuentran con otras que estando solas, sobre todo si conocen a las personas con quienes se encuentran. Por lo tanto, cuando se sale a cenar con amigos o familiares no hay que llegar al restaurante con un hambre canina.

Beber es bueno. "En caso de que sí se llegue a un restaurante con hambre, una bebida gaseosa o cualquier bebida fría quita el apetito", dice el Dr. Gullo. También se puede pedir "jugo de tomate —agrega—, el cual es un inhibidor muy fuerte del apetito".

Se debe pedir sin ver. Muchos entramos a un restaurante con el firme propósito de seleccionar platillos saludables, nutritivos y bajos en grasa. No obstante, para algunas personas un menú tentador es irresistible. "El menú está redactado de forma que estimule el deseo de comprar comida", señala el Dr. Gullo.

Si alguien se da cuenta de que esas descripciones seductoras merman hasta la mejor de sus intenciones, ni siquiera debe pedir el menú, aconseja el Dr. Gullo. En cambio, sólo hay que hacerle preguntas al mesero sobre lo que uno desea pedir. "Hay que preguntar qué tipo de pescado a la parrilla recomienda hoy —sugiere el Dr. Gullo—. O simplemente pedir

ADIÓS A LA CELULITIS. . . ¿FROTANDO?

Al parecer todos los días se lanza al mercado una nueva poción para combatir la celulitis. No obstante, lo único que estas fórmulas reducirán es el tamaño de su cuenta bancaria, advierte el Dr. Donald Robertson, director médico del Centro de Nutrición Bariátrica del Sudoeste ubicado en Scottsdale, Arizona.

Aunque las pociones no funcionen, sí se cuenta con algunas pruebas de que los masajes anticelulíticos pueden ser útiles. Elliot Greene, un masajista terapéutico de Silver Spring, Maryland, explica que un estudio publicado en la *Massage Therapy Journal* (Revista del masaje como terapia) reveló que "un movimiento llamado vibración que se usa en el masaje sueco realmente contribuye a deshacer la grasa del cuerpo". Por su parte, el Dr. Robinson afirma que "un masaje profundo con los nudillos o los codos también puede ayudar a deshacer los hoyuelos que acompañan la celulitis". Para obtener los mejores resultados sugiere que se aplique un masaje profundo específicamente a las áreas problemáticas al menos dos o tres veces por semana. Una sesión con un masajista terapéutico cuesta al menos 60 dólares.

un platillo específico, como pechuga de pollo a la parrilla. No hace falta ver el menú para eso".

Sin embargo, según el Dr. Gullo no es necesario ser tan austero todas las veces que se salga a cenar. A sus pacientes les permite escoger un platillo del menú dos o tres veces a la semana.

Pautas para pedir el postre. Cuando se esté en un restaurante es posible disfrutar un postre sin necesidad de sacrificar su peso sobre el altar de la bandeja de los pastelillos. "Debe optarse por unas bayas (moras) —indica el Dr. Gullo—. O bien, si es absolutamente necesario comer algo dulce, se puede pedir un sorbete (nieve) en lugar de helado. Hay que decirle al mesero que no traiga la galletita dulce que siempre le ponen". Si se quiere probar uno o dos bocados de un postre que se ve absolutamente delicioso, se puede compartir con otras personas en la mesa.

Hay que apagar los antojos. Según el Dr. Gullo, los antojos han acabado con el esfuerzo de demasiadas personas de mantener su peso, porque se rinden muy fácilmente. "Hay que recordar que un antojo es sólo una sensación, no una orden —afirma el experto—. Los estudios de investigación indican que el antojo común pasa en un lapso de 4 a 12 minutos".

A moverse para mantenerse

Muchas personas pasan por la vida como unos animales acorralados. Aunque fuimos diseñados para movernos, con demasiada frecuencia nosotros mismos nos metemos a una jaula. Tenemos cuerpos diseñados para correr a través de las praderas, pero llevamos un estilo de vida limitado a migrar de la cama al desayunador, al asiento del carro, a la silla de la oficina, a la mesa del restaurante, al sofá de la sala y de regreso a la cama. Actualmente nuestras obligaciones diarias, tanto en el trabajo como en el hogar, suelen mantenernos atados a una silla; si queremos hacer ejercicio tenemos que buscar la oportunidad conscientemente. "El problema de la obesidad probablemente se deba tanto a la falta de actividad física como al exceso de comida, al menos por partes iguales afirma el Dr. Goodrick—. Las personas necesitan moverse".

Esto no quiere decir que una o dos vueltas alrededor de una pista de atletismo basten para compensar una dosis diaria de *donuts* (donas). "El ejercicio por sí solo no es muy eficiente", señala el Dr. Lawrence J. Cheskin, un gastroenterólogo, profesor adjunto de Medicina de la Universidad Johns Hopkins y director del Centro Johns Hopkins para el Control del Peso en Baltimore, Maryland. De acuerdo con el Dr. Cheskin, si sólo se hace ejercicio sin modificar la alimentación, tal vez sea posible impedir el aumento de peso o incluso perder unos kilos durante un tiempo. No obstante, lo más probable es que no se pueda mantener esta tendencia, a menos que el ejercicio forme parte de un programa global. Entre mayor sea la regularidad con la que se hagan los ejercicios, más fácil resultará mantener el peso. A continuación nuestros expertos explicarán qué se debe de hacer todos los días para asegurarse de estar cumpliendo con la cuota necesaria de ejercicio.

Hay que "encaminarse" hacia la esbeltez. Caminar probablemente sea el programa de ejercicios más sencillo de todos. De hecho, según el Dr. Goodrick quizá sea lo único que se tenga que hacer. "La rutina diaria debe irse aumentando gradualmente hasta llegar a 30 minutos de caminar a paso rápido cinco veces a la semana —recomienda el psicólogo—. Una caminata veloz en sí brinda beneficios tanto de salud como psicológicos que bien valen la pena".

Se puede emplear una estera. Los días que hay mal tiempo tal vez no den ganas de salir. Pero si uno tiene una estera mecánica (caminadora, *treadmill*) en el cuarto de la televisión, puede ver sus programas favoritos y al mismo tiempo cumplir con el plan para mantener el peso, afirma el Dr. Goodrick. Después de todo, la mayoría de la gente ve la tele, y tiene sentido convertir esta actividad sedentaria en una caminata saludable.

Hay que tomarse el tiempo. Más allá de los pretextos, la mayoría de las personas definitivamente se ven limitadas por la falta de tiempo. El Dr. Goodrick sugiere una pauta básica que permitirá incorporar los ejercicios a cualquier horario. "Se debe hacer todo el ejercicio posible con el que uno se sienta bien, sin dejar que interfiera con la vida laboral o familiar", recomienda. De ser necesario se puede pensar en que al prevenir el aumento de peso se están previniendo muchos problemas de salud, y la salud siempre va a ser un regalo tanto para la familia como para uno mismo.

ULCERACIONES (ESCARAS)

Alivie la presión, alivie el dolor

A nadie le gustaría tener que estar sentado o acostado todo el tiempo en un solo lugar, sin moverse, pero algunas personas no tienen opción. Así le puede pasar, por ejemplo, a la víctima de una lesión de la columna que tiene que permanecer en una silla de ruedas o a una persona con un caso tan grave de artritis que no se pueda levantar de la cama.

Estas personas inmovilizadas, que en los Estados Unidos ascienden a más de dos millones en total, también tienen que lidiar con otro tipo de lesión: las ulceraciones (escaras). También conocidas como llagas causadas por la presión, las ulceraciones se deben a la presión constante de un hueso contra alguna parte del cuerpo apoyada en un colchón o una silla de ruedas. Puede tratarse del hueso sacro (ubicado en la base de la columna), o del hueso de la cadera e incluso del hueso del talón. Sin embargo, casi todas las ulceraciones pueden prevenirse, afirma Carol Jones, R.N., una enfermera especializada en terapia enterostomal del Hospital Metodista de Indiana en Indianápolis. Si usted tiene a un ser querido confinado en una cama o silla de ruedas, aquí le diremos qué hacer para evitar este problema.

Agregue una capa más. Cubra el colchón de la cama con un colchón de aire o una colchoneta de hule espuma denso, que tenga al menos 4 pulgadas (10 cm) de grosor. "Existen muchos dispositivos para cubrir colchones que sirven de acolchado entre la superficie del hueso y la de la cama —indica Jones—. Y estos dispositivos pueden ayudar a prevenir las ulceraciones causadas por presión". Para las sillas de ruedas sugiere un cojín de aire o de gel.

No sirven las colchonetas de superficie parecida a la de los cartones para huevos, como antes se usaban para prevenir las ulceraciones, opina la experta. "Estas colchonetas no son lo bastante densas, por lo que el hueso sigue apoyado en la superficie del colchón y el tejido se deteriora".

Cámbiela cada dos horas. A una persona encamada hay que cambiarla de posición cada dos horas, recomienda Jones. De esta forma asegurará que la presión no se ejerza siempre sobre la misma parte de su cuerpo.

Ayúdeles a las caderas. Uno de los problemas que pueden presentarse al cambiar de posición a una persona —por ejemplo, de boca arriba a acostada de lado— es que al estar acostada de lado la presión ejercida por el hueso de la cadera le puede producir una ulceración. Para evitar este problema, voltee a la persona de modo que quede boca arriba pero ladeada parcialmente, digamos a un ángulo de 30 grados (un ángulo de 90 grados significaría estar acostada completamente de lado). Luego apoye su espalda con almohadas para que se quede en la nueva posición. De esta forma, la almohada soportará una parte de su peso.

Separe las rodillas y los tobillos. La presión de un tobillo sobre el otro también puede causar ulceraciones, así como de una rodilla sobre la otra. Utilice almohadas para mantenerlos separados en ambos casos, aconseja Jones.

Baje la cabecera de la cama. Cuando la cabecera de la cama se levanta de modo que la persona quede casi sentada, ésta tiende a deslizarse hacia abajo, explica Jones. Si la persona es mayor, la piel de su espalda y glúteos se puede estirar y abrir, y finalmente sufre una ulceración. Este tipo de ulceraciones se llaman "ulceraciones por fricción" y pueden prevenirse si la cabecera de la cama se mantiene al menor ángulo posible, además de limitarse el tiempo que permanezca elevada.

Que practique sus planchas. Las personas confinadas a una silla de ruedas que aún conservan el uso de la parte superior de su cuerpo deben apoyar las manos en los brazos de la silla de ruedas y levantar su cuerpo un poco cada cuatro o cinco minutos, haciendo una especie de plancha (lagartija) para aliviar la presión, dice Jones.

Aséela con atención. Una persona obligada a guardar cama debe ser aseada regularmente, advierte Jones; el exceso de humedad, ya sea que se deba a la eliminación o la transpiración, puede debilitar su piel. Pero aséela con delicadeza, usando un jabón suave. Después aplique una crema humectante para que la piel no se reseque. "Mantenga la piel lubricada, pero no saturada", recomienda Jones.

ÚLCERAS

Consejos que controlan los causantes

Hace relativamente poco tiempo, el lema para prevenir las úlceras iba más o menos así: "todo soso, nada sabroso". Los tacos, la pizza e incluso el jugo de naranja (china) estaban prohibidos para las personas preocupadas porque les fuera a dar una úlcera. Incluso la preocupación en sí se consideraba preocupante porque implicaba estrés, y en ese entonces se pensaba que el estrés producía úlceras.

Bueno, hoy en día la ciencia dice que se puede comer sin temor. Aunque el salchichón (chorizo italiano, *pepperoni*) y el estrés no sean buenos para la salud, tampoco son los únicos culpables de producir las úlceras. El estrés efectivamente puede ser un factor agravante; por lo tanto, si se tiene una úlcera hay que buscar formas de reducirlo al mínimo. Sin embargo, no es lo que causa las úlceras. El verdadero malo de la película es la bacteria *Helicobacter pylori*, la cual se encuentra en el estómago de casi todas las personas con úlceras duodenales y en cuatro de cada cinco personas con úlceras gástricas. Una úlcera duodenal es una irritación del duodeno, la parte superior del intestino delgado. Por su parte, una úlcera gástrica se localiza en la pared misma del estómago.

Evitar una infección de *H. pylori* sería bastante difícil. En los Estados Unidos hasta el 50 por ciento de la población sirve de huésped a este organismo. Por fortuna sólo alrededor del 20 por ciento de estas personas desarrollan una úlcera. Existen pruebas de que la mayoría de las personas se infectan durante la infancia, pero la bacteria no empieza a causar estragos sino hasta años más tarde. A continuación expondremos algunas medidas útiles para reducir al mínimo la probabilidad de que la *H. pylori* se despierte y cause problemas.

Hay que decirle "no" a la nicotina. "El tabaquismo aumenta la posibilidad de desarrollar úlceras en las personas propensas a tenerlas", afirma el Dr. Lawrence S. Friedman, profesor adjunto de Medicina de la Escuela de Medicina de Harvard en Boston, Massachusetts.

Además de que fumar incrementa el riesgo de desarrollar úlceras, también aumenta la probabilidad de presentar complicaciones graves como la perforación. Además, el tratamiento con antibióticos usado para combatir la *H. pylori* es menos eficaz en los fumadores que en las personas que no fuman, y una vez que ha sanado la úlcera de un fumador existe una mayor probabilidad de que vuelva a presentarse.

Ser abstemio ayuda. El alcohol por sí solo generalmente no causa úlceras, pero se debe evitar el exceso porque puede dañar el revestimiento estomacal, indica el Dr. Friedman.

"Si se cree tener una úlcera es muy mala idea tomar alcohol", advierte el Dr. Malcolm Robinson, profesor clínico de Medicina de la Universidad de Oklahoma en la ciudad de Oklahoma.

La fibra fortifica. Según el Dr. Friedman, ciertas pruebas indican que una alimentación alta en fibra ayuda a prevenir las úlceras. Un estudio realizado por investigadores de Harvard encontró que el riesgo de desarrollar úlceras duodenales se reducía a la mitad en las personas que diariamente comían 30 gramos en promedio de fibra. Todavía no está claro si la fibra puede impedir la reaparición de una úlcera, pero bien vale la pena intentarlo, dado que una alimentación alta en fibra también brinda muchos otros beneficios a la salud, señala el experto.

¿Cuáles son buenas fuentes de fibra? Las peras, las manzanas y los melocotones (duraznos) secos, así como muchos tipos de frijoles (habichuelas), incluyendo las habas blancas y los frijoles colorados, blancos y negros.

Cebollitas para la barriguita. Este alimento picante no sólo no les hace daño a quienes sufren de úlceras sino que es bueno para prevenirlas. Los científicos creen que los compuestos de azufre que la cebolla contiene atacan la bacteria *H. pylori*. Los expertos han señalado que comer media cebolla al día puede ser benéfico, así que se debe tratar de incluir este ingrediente en las ensaladas, los sándwiches (emparedados) y los platillos en general siempre que sea posible.

Es mejor evitar ciertos medicamentos. Se debe tener cuidado con los fármacos antiinflamatorios no esteroídicos (o *NSAID* por sus siglas en inglés) como la aspirina o el ibuprofén. Estos medicamentos pueden incrementar el riesgo de desarrollar úlceras aunque el cuerpo de la persona no albergue la bacteria *H. pylori*. De hecho, aparte de la bacteria los NSAID son la única causa importante de úlceras. Según el Dr. Robinson, si en efecto se alberga la bacteria estos fármacos aumentan el riesgo que se corre.

Cuando se necesite tomar algo para aliviar los achaques y dolores es mejor probar el acetaminofén, sugiere el Dr. David A. Peura, profesor de Medicina de la Universidad de Virginia en Charlottesville.

Recursos
PARA LA SALUD

A continuación le ofrecemos una lista de diversas organizaciones que proveen información en español sobre varios temas relacionados con la salud. Algunas proporcionan esta información por teléfono y otras le mandarán por correo folletos gratuitos en español si usted se los solicita por escrito.

Abuso

National Child Abuse Hotline
(Línea directa para reportar casos de maltrato de niños)
(800) 422-4453

National Domestic Violence Hotline
(Línea directa para obtener ayuda si su marido la golpea)
(800) 799-7233

Alimentación

American Dietetic Association Consumer Nutrition Hotline
(Línea directa de información sobre nutrición para consumidores,
de la Asociación Dietética de los Estados Unidos)
(800) 366-1655
Ofrece información en español sobre la nutrición y le busca
nutriólogos registrados en todo el territorio de los Estados Unidos.

Cáncer

National Cancer Institute
(Instituto Nacional del Cáncer)
Cancer Information Service
Building 31, Room 10A03
31 Center Drive, MSC 2580
Bethesda, MD 20892
Horario: De lunes a viernes de 9:00 A.M. a 4:30 P.M. EST
(hora oficial del este de los EE.UU.)
Provee folletos gratuitos, recomendaciones para mamografías
y otras informaciones generales.

Why-Me National Breast Cancer Organization
212 West Van Buren Street
Chicago, IL 60607
(800) 986-9505
Ofrece folletos gratuitos en español con información general sobre el cáncer de mama.

CUIDADO PRENATAL

National Hispanic Prenatal Care Hotline
(Línea Directa Hispana para el Cuidado Prenatal)
(800) 504-7081
Horario: De lunes a viernes de 9:00 A.M. a 6:00 P.M. EST
(hora oficial del este de los EE.UU.)
Se contestan preguntas sobre el cuidado prenatal.

DIABETES

American Diabetes Association
(Asociación de la Diabetes de los Estados Unidos)
Attn: Customer Service
1701 North Beauregard Street
Alexandria, VA 22314
(800) DIABETES
Ofrece folletos gratuitos en español sobre la diabetes de los tipos I y II,
así como información sobre la nutrición.

DEPENDENCIA DE LAS DROGAS

National Clearinghouse for Alcohol and Drug Information
P.O. Box 2345
Rockville, MD 20847-2345
Esta organización provee información general sobre el abuso
de las drogas y del alcohol.

National Drug Information and Treatment Referral Hotline
(Línea directa de información sobre las drogas y de ayuda para conseguir
tratamientos para drogadictos)
(800) 662-4357

ENVEJECIMIENTO

National Institute on Aging Information Center
(Centro de Información del Instituto Nacional del Envejecimiento)
P.O. Box 8057
Gaithersburg, MD 20898-8057
Envía folletos gratuitos sobre el proceso de envejecimiento.

OSTEOPOROSIS

Osteoporosis and Related Bone Diseases, National Resource Center
(Centro Nacional de Recursos para la Osteoporosis y Otras Enfermedades
Óseas Relacionadas con la Osteoporosis)
1232 22nd Street, NW
Washington, DC 20037-1292
Envía folletos sobre la osteoporosis y otras enfermedades de los huesos.

SALUD CARDIOVASCULAR

American Heart Association
(Asociación Estadounidense del Corazón)
National Center
7272 Greenville Avenue
Dallas, TX 75231-4596
Brinda folletos gratuitos en español sobre la nutrición, los ejercicios,
fumar, los derrames cerebrales y los ataques al corazón.

SALUD FEMENINA (GENERAL)

National Latina Institute for Reproductive Health
(Instituto Nacional para la Salud Reproductora de la Mujer Latina)
1200 New York Avenue, Suite 300
Washington, DC 20036
Ofrece información sobre temas generales de la salud femenina y un boletín
bilingüe de la salud que se publica cada tres meses.

American College of Obstetricians and Gynecologists Resource Center
(Centro de Recursos del Colegio Norteamericano de Obstetras y
Ginecólogos)
P.O. Box 96920
Washington, DC 20090-6920
Provee folletos gratuitos sobre temas pertenecientes a la salud femenina,
como el embarazo y los anticonceptivos.

SALUD MENTAL Y EMOCIONAL

National Mental Health Consumers' Self-Help Clearinghouse
1211 Chestnut Street
Suite 1207
Philadelphia, PA 19107
Proporciona información sobre trastornos mentales.

National Institute of Mental Health
(Instituto Nacional de Salud Mental)
6001 Executive Boulevard
RM. 8184, MSC 9663
Bethesda, MD 20892
Envía folletos gratuitos sobre los siguientes temas: depresión, ataques de pánico,
esquizofrenia y otros trastornos mentales y emocionales.

TEMAS GENERALES DE SALUD

National Coalition of Hispanic Health and Human Services Organizations
(COSSHMO)
1501 Sixteenth Street, NW
Washington, DC 20036
(800) 725-8312
http://www.cossmho.org/
Brinda información gratuita sobre varios temas relacionados con la salud,
entre ellos el VIH/SIDA, el cáncer cervical y el cáncer de mama.

Boston Women's Health Book Collective
Amigas latinas en Acción Pro-Salud
240 A Elm Street
Somerville, MA 02144
Ofrece información sobre los anticonceptivos, el SIDA, el uso de condones,
la nutrición y temas relacionados con la salud femenina.

SIDA y VIH

CDC National AIDS Hotline
(Línea Directa Nacional para el SIDA del Centro
para el Control de las Enfermedades)
(800) 344-7432
Horario: De lunes a domingo de 8:00 A.M. a 2:00 A.M. EST
Se contestan preguntas sobre el SIDA.

American Red Cross, Hispanic HIV/AIDS Education Program
(Programa de Educación para Hispanos sobre el VIH/SIDA)
352 Church Avenue, SW
Roanoke, VA 24016
Informa sobre la comunicación familiar en torno al SIDA y el VIH.

FUENTES DE INFORMACIÓN SOBRE TEMAS DE SALUD EN LA INTERNET

http://www.healthfinder.gov/justforyou/espanol/default.htm
Después de entrar a este sitio hay que seleccionar "español". Encontrará
información sobre el cáncer, la diabetes, la salud infantil, noticias del
gobierno de los EE. UU. sobre temas relacionados con la salud y recursos
para la salud.

http://www.public.asu.edu/~balcazar/
Contiene información en inglés sobre la labor del Dr. Héctor Balcázar,
profesor de Nutrición Comunitaria y Salud Pública del Centro Hispano
de Investigación de la Universidad Estatal de Arizona en Tempe,
Arizona. También ofrece enlaces (*links*) a sitios hispanos sobre temas
relacionados con la salud.

http://www.gallaudet.edu/~11ched/
Recursos para familias hispanas con niños sordos o discapacitados.

http://www.todolatino.com/Health/Resources/
Enlaces a sitios de la Internet dedicados a temas relacionados con la salud.

ÍNDICE DE TÉRMINOS

Se indican las referencias esenciales **en negrilla**. Las referencias subrayadas indican que la materia del texto se encuentra dentro de los recuadros.